圖解 有趣到睡不著

碳水化合物飲食法

日本北里大學北里研究醫院
糖尿病中心主任
山田 悟
Yamada Satoru

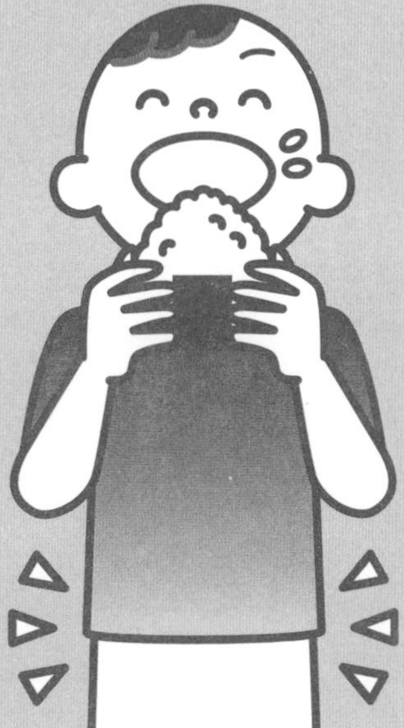

晨星出版

序

最近人們終於愈來愈意識到，想要控制飲食※或預防疾病，應該注意的是不要吃太多碳水化合物（醣類），而不是留意控制熱量。這是因為攝取過多的碳水化合物（醣類）會讓血糖突然升高，結果造成熱量攝取過多，導致肥胖和各種疾病，所以要注意碳水化合物的攝取量。

然而另一方面，也有人將之誤解成「根本不應該吃碳水化合物」或「應該戒掉碳水化合物」。

零碳水化合物的飲食是可以做到，但是無法持續太久。持續忍耐完全不吃喜歡的米飯、麵條、甜點，最後當然會失敗。飲食是每天的事，想要透過修正飲食達到健康的飲食控制，重要的不是「不吃」，而是「怎麼吃」。

此外，如果戒掉所有碳水化合物，同時也會除去膳食纖維。很多人沒有正確認知到碳水化合物並不完全等於醣類。正確來說，碳水化合物是醣類加上膳食纖維。

依照筆者建議的飲食法，即使攝取碳水化合物也沒問題。點心吃甜食也是可以的，而且還可以吃得很飽，毫無壓力享受飲食。不需要計算麻煩的卡路里，也不必勉強自己運動。而且不僅能改善血糖，也不會減少肌肉量。

當你對碳水化合物和醣類的限制有正確的認識，就能在控制飲食的同時吃得飽飽的，還能遠離各種疾病。請繼續嘗試享受「善巧地不注意健康」的生活方式吧！如果這本書能讓各位在享受飲食的同時，更獲得健康，那就是筆者最大的榮幸。

北里大學北里研究醫院糖尿病中心主任　山田悟

※本書提到的「飲食控制」，意思是「讓一個人的體態更接近他的理想身形、或以此為目標的飲食行為」。

目次

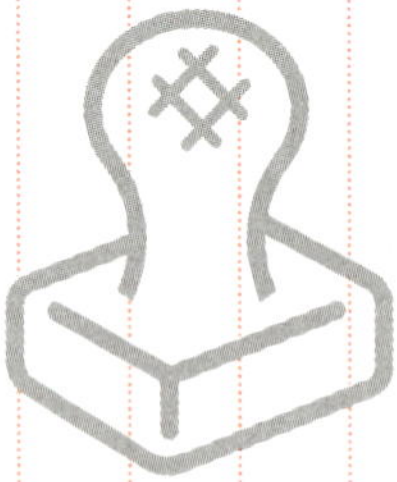

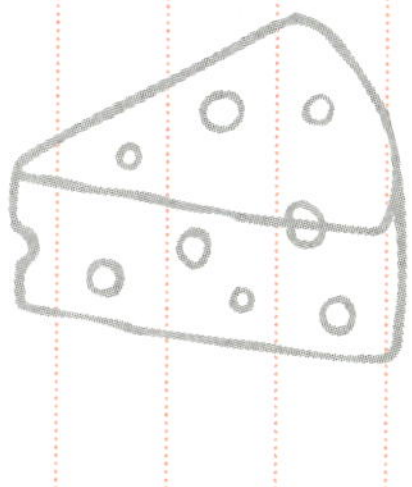

第3章 碳水化合物相關疑問

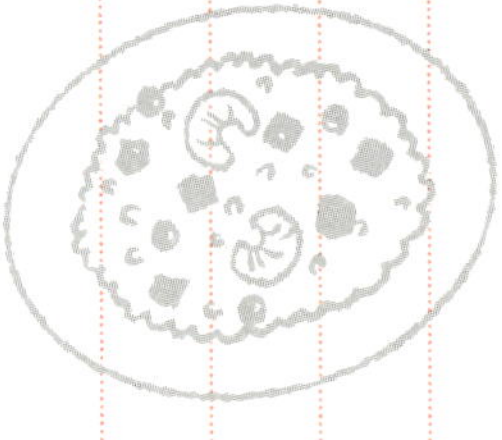

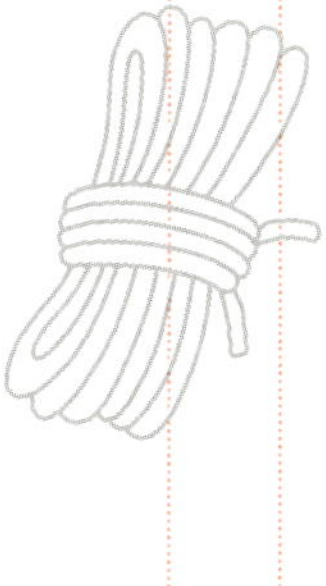

COLUMN 1

飲食控制時 推薦的主食排行榜

為了預防餐後高血糖，山田式飲食著重於控制醣類攝取量，同時攝取脂質和蛋白質。本篇就從這個角度出發，介紹飲食控制時推薦的主食排行榜。

麵食推薦排行榜

第1名 **卡波那拉義大利麵** 既可以從鮮奶油中獲取脂肪，也可以從培根中獲取蛋白質

第2名 **香蒜辣椒義大利麵** 配上大量橄欖油更佳

第3名 **日式** 小心醬油和味醂，加入香菇可攝取膳食纖維

BAD **肉醬義大利麵**
醬汁和砂糖的含醣量很高！

BAD **番茄義大利麵**
蕃茄醬都是醣！

米食推薦排行榜

第1名 **炒飯** 因為可以從雞蛋和雞肉當中獲取蛋白質，而且炒飯也使用油脂

第2名 **豬排丼飯** 可以獲取蛋白質和脂質，要小心甜的醬汁

第3名 **生雞蛋拌飯（TKG）** 可以攝取蛋白質，要少吃米飯

BAD **咖哩飯**
咖哩醬裡面的麵粉和配料的馬鈴薯都是高醣量。

BAD **蛋包飯**
雞肉飯加上淋在上面的番茄醬等於雙倍醣量

麵包推薦排行榜

第1名 **可頌麵包（牛角）** 大量奶油可以攝取脂質

第2名 **麵包捲** 麵團中加入大量奶油和雞蛋

第3名 **法國麵包** 塗上大量橄欖油或奶油佳

第4名 **白吐司**
8片裝的薄吐司，在上面塗抹大量奶油

BAD **甜麵包**
顧名思義，可以理解為甜點！

第 1 章

吃碳水化合物就瘦不下來？

很多在進行飲食控制的人，

聽到碳水化合物=肥胖，

就一概不吃。

首先讓我們來

正確認識碳水化合物。

醣類不等於碳水化合物

並非只有甜食才含醣

首先，我們先來了解「醣類」和「碳水化合物」之間的差異。或許我們常聽到「三大營養素」這個詞，提供人體活動所需的能量，**這三種營養素就是碳水化合物、脂質和蛋白質**。碳水化合物除了存在於主食穀物如米飯、麵包、烏龍麵、義大利麵等之外，地瓜、馬鈴薯等根莖類、砂糖、蜂蜜，甚至水果當中也富含這類營養素。

碳水化合物除去膳食纖維後，就是醣類。醣類又可分為單醣、雙醣、寡糖、多醣及糖醇等。醣類通常被認為是甜的，但是不甜的根莖類、南瓜、米餅等多醣類因為澱粉含量高，如果吃太多，還是會攝取過多醣。

過去，「無碳水化合物飲食」曾經引人關注，但**除去碳水化合物，減少的不只是醣，還包含膳食纖維**。膳食纖維和脂質、蛋白質等都是人類活動的必須養分，而且在攝取醣類的時候，膳食纖維還能緩和血糖上升的速度。所以**該少吃的只有醣類**。

碳水化合物是醣類加上膳食纖維

碳水化合物 ＝ 醣類 ＋ 膳食纖維

碳水化合物包含醣類和膳食纖維，醣類還可分成單醣、雙醣（由2個單醣結合）、多醣等。

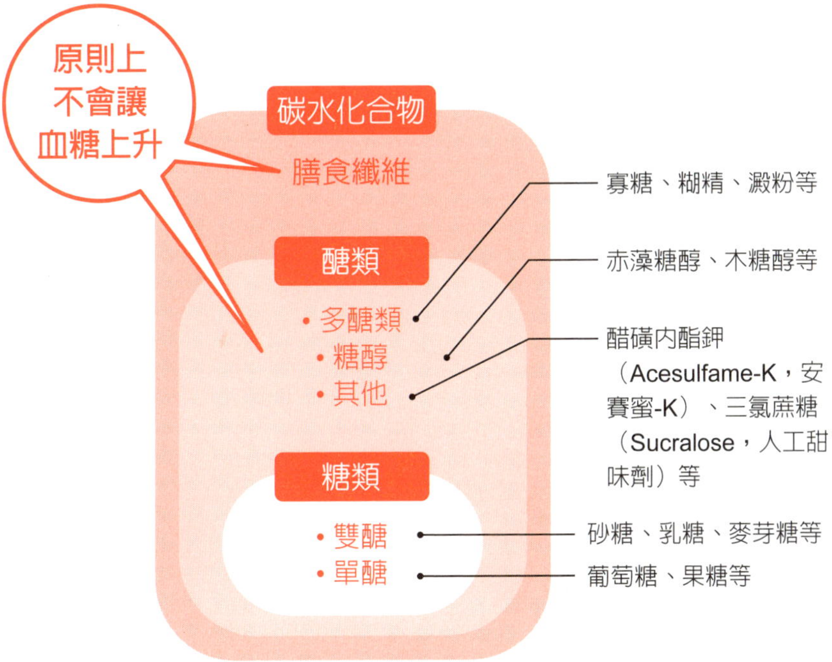

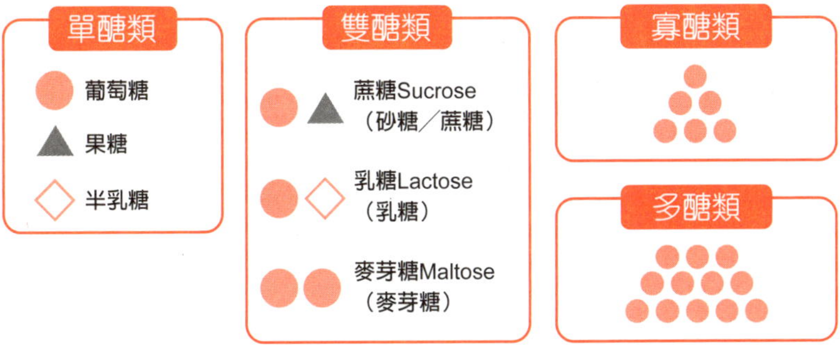

攝取太多醣類會怎麼樣？

過多的醣是嚴重疾病的開端

高血糖不只是糖尿病患者，而是**每個人都應該關心的事**。血糖值指的是溶解在血液中葡萄糖的濃度。經由飲食攝取的醣類在胃和腸的消化道中分解、吸收，然後經由肝臟流入血液。這時血液中充滿葡萄糖，讓餐後的血糖值立刻上升。血液中的葡萄糖很快就會被肌肉、脂肪、大腦和內臟吸收，一段時間後，血糖值就會恢復正常。然而，如果攝取過多的醣類，身體將無法完全吸收，血液中的葡萄糖濃度就不會下降，**這個狀態就是餐後高血糖**。

餐後高血糖若置之不理，接著就會引發血糖異常，經歷空腹高血糖後就形成糖尿病。而在此之前，血糖下降造成的飢餓感導致能量攝取過多，也會引發肥胖、高血壓、血脂異常等生活習慣病。當這種情況反覆發生，會對血管造成各種壓力，增加動脈硬化（糖尿病大血管病變）、心肌梗塞和腦梗塞的風險。這種**「代謝多米諾骨牌」負面連鎖效應，正是從過量的醣開始**。*1、2

在引發中風、心臟衰竭和癌症等嚴重疾病之前，應該先消除過量的醣類和餐後高血糖，這是預防疾病最快速的方法。

醣類攝取過多會引發各種疾病

因醣類攝取過量而生的各種疾病就像是「代謝多米諾骨牌」。如同骨牌推倒一般，這些疾病將一個一個引發。

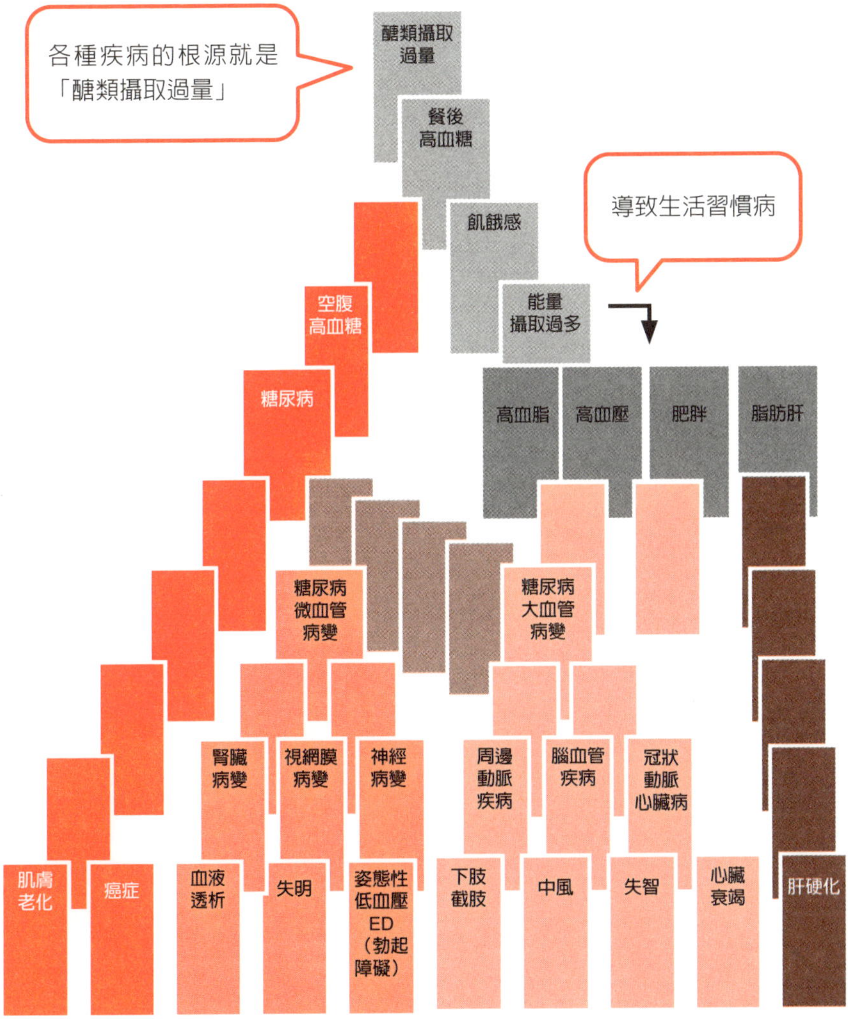

※節錄改編自[伊藤裕. 日本臨床2003,61,1837-1843][JAMA Intern Med 2018,178,1090-1103]

第1章

不攝取醣類會怎麼樣？

過度限制醣類是失敗的根源

想要預防醣類過量，**不建議**從日常飲食中**將醣類攝取降為零**。醣類的建議攝取量為每餐20～40g，點心10g，**每天總計70～130g**。這是目標適度控制醣量的「低醣飲食法」（見第40頁）所提倡的適度醣量。

每日醣類攝取量上限為130克，這也符合美國糖尿病協會2006年制定的醣類限制飲食的定義。[*3] 這是根據**只能以葡萄糖作為能量來源的紅血球細胞、以及喜愛葡萄糖的腦細胞每日可消耗的葡萄糖量所制定**。反過來說，這也是即使胰島素分泌不足，身體也能確實吸收處理的醣量。

此外，身體對醣類的最低需求量為零，這是因為葡萄糖是在肝臟產生的。肝臟的主要功能是釋放葡萄糖。儘管大腦和身體一天24小時都在消耗葡萄糖，但睡眠時之所以不會出現低血糖，是因為新陳代謝時，釋放到血液裡的蛋白質（胺基酸）、脂質（甘油）等養分，以及乳酸等醣類代謝物等，透過肝臟轉換成葡萄糖，輸送到身體的每個器官，**這項作用又稱為「糖質新生（Gluconeogenesis）」**。每天的新生量為150g。[*4] 即使飲食不攝取醣類，身體也能將所需的葡萄糖輸送到血液中的紅血球以及大腦。

糖質新生的機制

肝臟具有從醣類以外的物質（乳酸、胺基酸、甘油等）產生糖的功能。

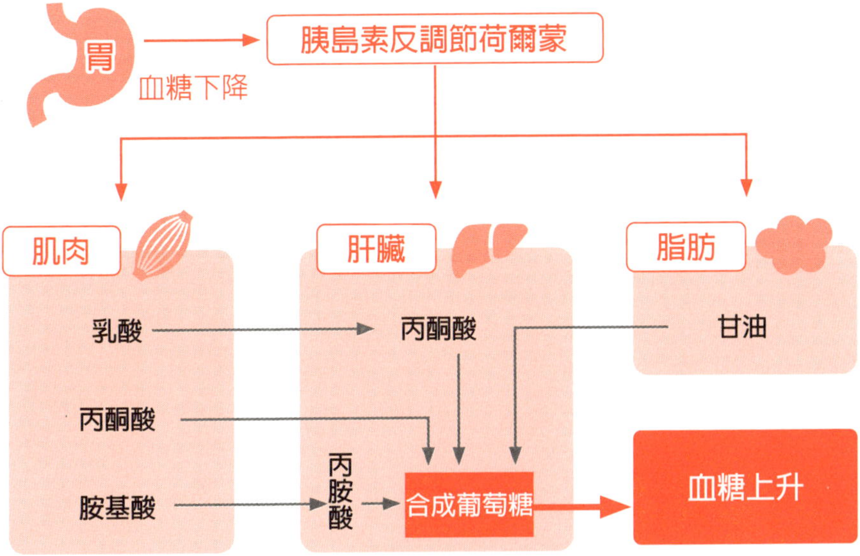

糖質新生

不攝取醣類本來就沒關係

就算不攝取醣類，肝臟也能產生葡萄糖，補給至紅血球和腦部。

然而，糖尿病患者的糖質新生量增加至每天約250g。睡眠時血糖值升高的原因是糖質新生作用較大。

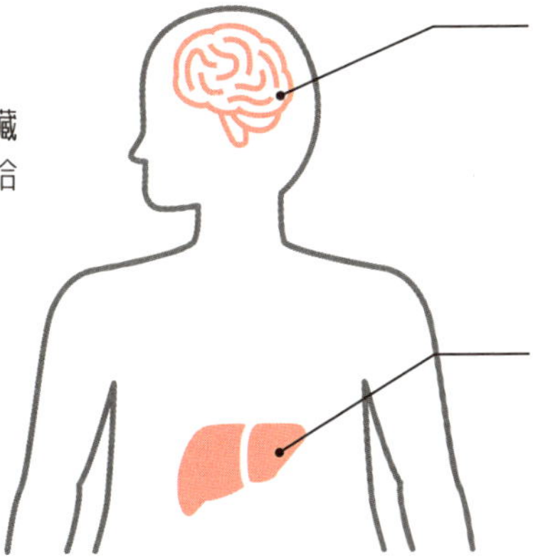

腦部

腦部和紅血球1天所需的葡萄糖量

約130 g

肝臟

肝臟1天釋出的葡萄糖量

約150 g

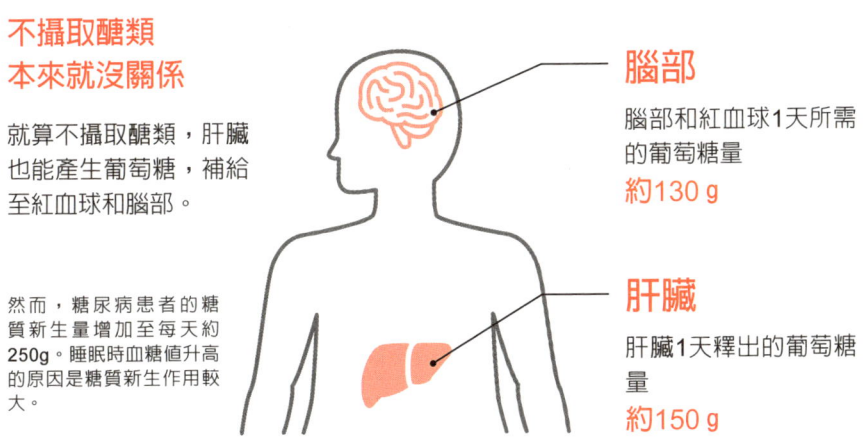

吃碳水化合物也不會胖的方法

減少主食，增加配菜！

正在做飲食控制但卻瘦不下來的人，**很可能是因為攝取了會導致餐後血糖升高的醣量**。當餐後血糖值升高，不久就會分泌大量胰島素（能讓血糖值維持在一定範圍內的荷爾蒙），血液中的能量來源會被脂肪細胞吸收，這時候血糖突然下降就會產生飢餓感。換句話說，**飯後短時間內血糖快速上升和下降，「血糖高峰」會導致飢餓感**，讓人想吃更多東西。

為了獲得飽足感同時成功控制飲食，應該**控制醣量，攝取大量的脂肪和蛋白質**，不需要減少飲食量。例如將套餐的米飯量減半，減少的部分則增加小菜量。另外，最近有很多主打「低醣」的食品，這些在便利商店和超市很容易買到，用這些食品取代也是方法之一。

如果**有意識地減少卡路里攝取量**來控制飲食，那麼**最先減掉的可能是消耗能量最多的肌肉**。就算體重減輕，但是肌肉量減少，最終反彈後確實增加的是體脂肪，無法維持優美的身形。聰明地控制醣量，先從減少內臟脂肪開始吧。

吃得飽飽的也沒問題

如果減少能量和食物的攝取量，可能因無法忍受飢餓而導致反彈。最重要的是減少醣類攝取但增加脂肪和蛋白質，這樣才能不減少食物攝取量同時獲得飽足感。

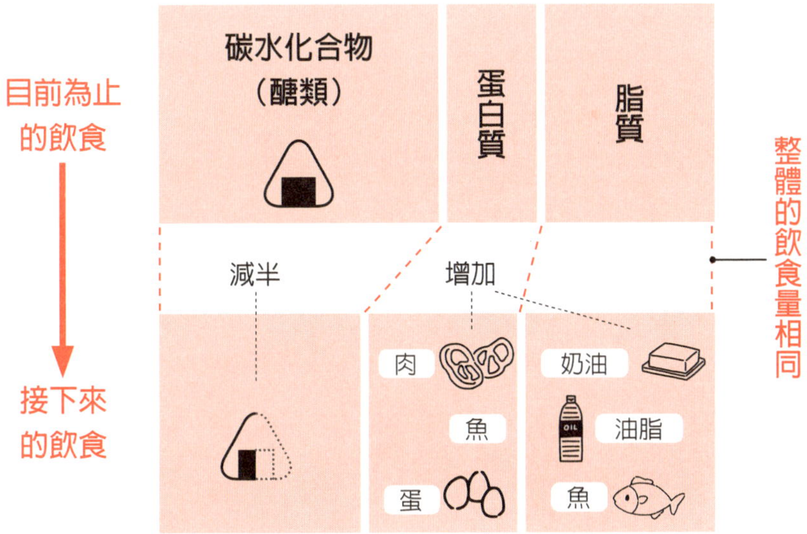

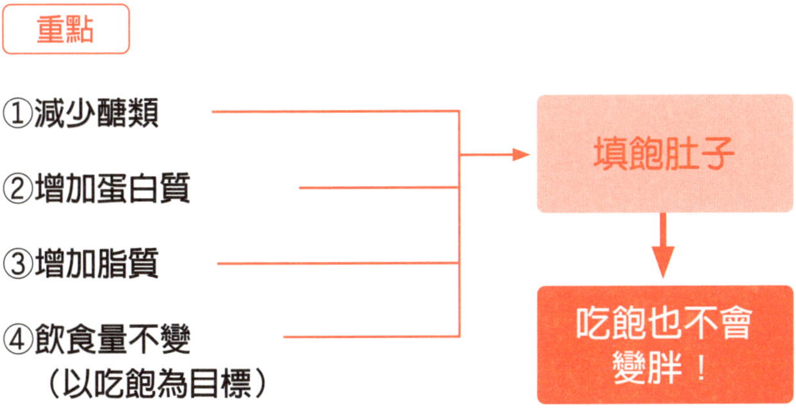

碳水化合物的每日最佳攝取量是多少？

少醣如何獲得滿足？

為了預防血糖上升，是不是就完全不攝取醣類？事實上並非如此，因為這個方式無法持續。想像一下不吃米飯、烏龍麵、拉麵、麵條，也不吃水果、甜食的生活，不覺得很無聊，而且壓力很大嗎？

此外，**許多含有醣類的食物同時含有膳食纖維，所以如果徹底斷醣，膳食纖維的攝取量也會大幅下降**。享受美食的同時，還能讓血糖下降的方式就是「低醣」，這樣**可以溫和限醣，而且不會反彈**。

「低醣飲食」1餐的含醣量為20～40g，有3種方法可以有效地攝取這些醣量。**第1種方法是一半攝取自主食，一半攝取自配菜**。20克的醣相當於50g米飯，所以主食和配菜都要少吃一些。一個飯糰或1片厚度為4片裝（約30mm）的吐司含醣量約為40g。**第2種方法就是主食吃多一些，配菜幾乎不吃。第3種方式是不吃主食，只從配菜攝取20～40g的醣量**。

透過在日常生活中交替實施這些飲食方式，就能順利持續，養成習慣。

每天每餐的醣類攝取量是多少？

避免讓每天每餐的醣類攝取量為零，先從減少開始挑戰。每餐須維持攝取20～40g的醣量，刻意配合自己的飲食習慣做調整。

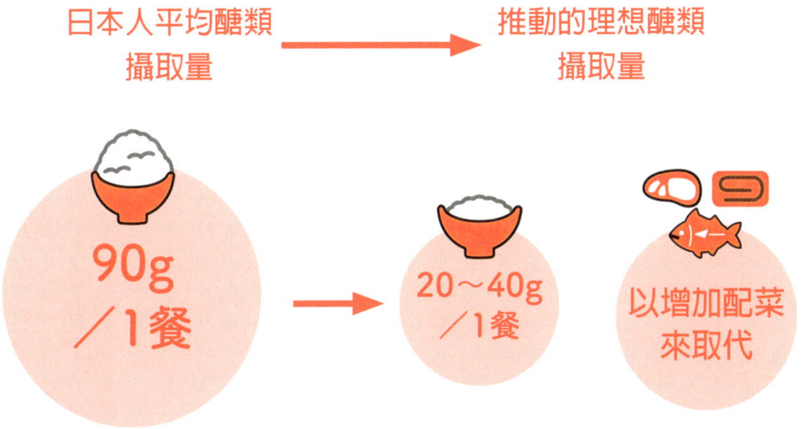

包含醣類和膳食纖維的碳水化合物最佳攝取量很難決定，但最好能減少醣量，增加膳食纖維。此外，透過營養補充品攝取膳食纖維，尚未被證實是否與從食物中攝取有相同的益處。

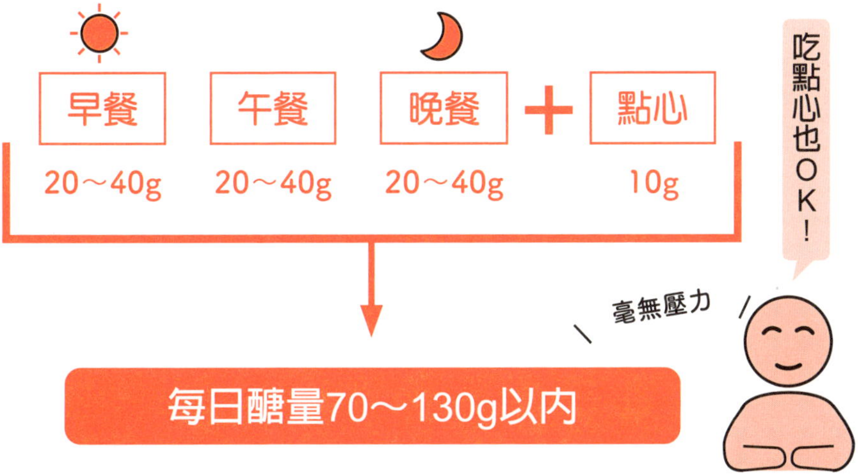

完全不吃碳水化合物的飲食控制為什麼不好

忍耐容易導致反彈！

「無碳水化合物飲食法」曾紅極一時。

然而，完全不吃碳水化合物雖然可以限制醣量，同時也會捨去碳水化合物中的膳食纖維。**三大營養素當中的脂肪和蛋白質可以緩和血糖值的上升，而膳食纖維也有這個功能**。為了降低血糖值而不攝取碳水化合物，結果可能導致無法攝取膳食纖維，造成負面效果。

而且如本書第18頁提到的，對於一直以米飯、烏龍麵和麵條為主食的人來說，突然戒掉這些食物一定很難受。最終可能會**無法忍受，報復性飲食下反而吃得更多**，造成反彈。

因此**不應該完全不吃米飯和麵包，而是將其減半**。這樣既可以解饞，又可以將減少主食的量，改為吃到足夠的配菜。如此一來，可以維持長時間的飽足感，就不需要吃點心了。與其吃一份含醣量40g的飯糰攝取1餐的醣量，不如少吃米飯，多吃1份炸豬排作為配菜，這樣不僅可以控制醣量，還能獲得飽足感和滿足。

不吃碳水化合物的飲食控制無法持續！

指完全不攝取碳水化合物的飲食法。碳水化合物也含有膳食纖維，這樣相當於膳食纖維攝取量為零。只要減少讓血糖上升的醣量就好了。

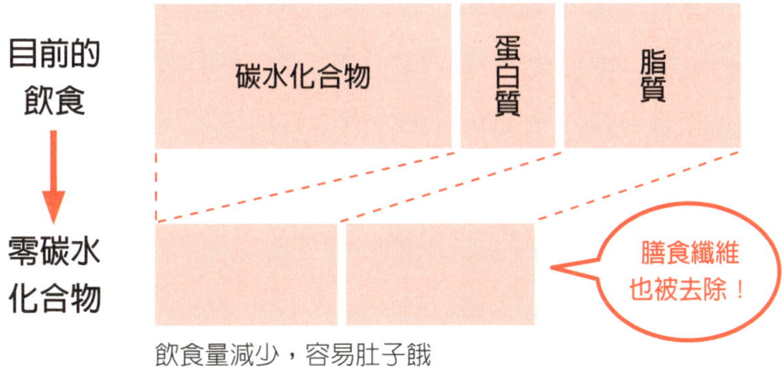

控制熱量的飲食法容易反彈

指考慮營養均衡而減少總飲食量的飲食法，這樣連蛋白質和脂質也會減少。1餐吃得太多，下1餐就減量，藉此調節總攝取熱量。

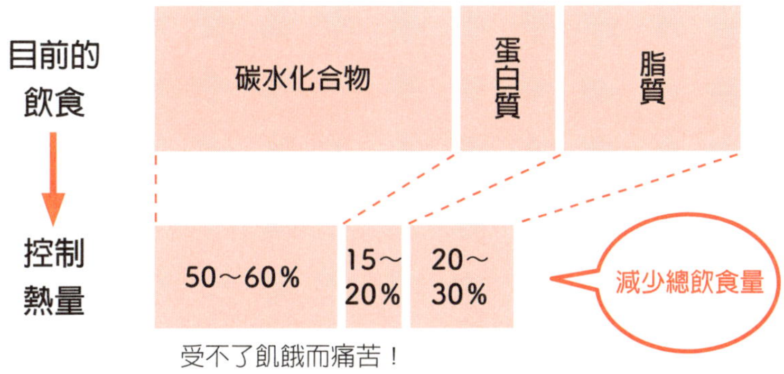

碳水化合物不是唯一的主食

蔬菜和水果也是碳水化合物

很多人一聽到「碳水化合物」這個詞，就會想到米飯、麵包、麵條等主食，以及馬鈴薯、地瓜等根莖類。當然，這些食物含有大量的碳水化合物，但事實上，蒟蒻和大豆也含有碳水化合物，應該注意的是含醣量。例如，100g米飯（一碗）的含醣量約為38g，但同等量的蒟蒻含醣量卻只有0.1g。

成功限制醣量的關鍵是巧妙地將這些低醣食物加入日常菜單中。如果將米飯和麵包等主食減半，多吃蒟蒻或大豆製成的配菜，就可以減少醣量，獲得飽足感。最近，有許多用蒟蒻和豆渣加工成麵條的食物熱銷，用它們代替主食也是方法之一。

除了馬鈴薯、玉米、南瓜等部分蔬菜外，**大多數蔬菜的含醣量較低，因此大量食用也沒有問題**。另一方面，為了健康，許多人早上吃水果，但**所有水果都含有大量醣**。一根香蕉含醣量大約20g，相當於1餐攝取總醣量的一半，喜歡吃水果的人要注意攝取量。

將碳水化合物分類

碳水化合物分類如下表。這是以醣量多／寡做分類，飲食時可作為選擇參考。

	含醣量高的食物	含醣量少的食物
穀類	米食（米飯、麻糬等）、麵食（麵包類、麵條類、麵粉、水餃皮、披薩麵團等）	－
根莖類	地瓜、馬鈴薯、山藥、粉絲、葛根	蒟蒻
豆類	紅豆、菜豆、豌豆、蠶豆、鷹嘴豆、扁豆	大豆、大豆製品（豆腐、納豆、油豆腐、豆皮等）、毛豆
蔬菜類	荸薺、南瓜、玉米、蓮藕、百合	蔥、秋葵、蕪菁、菜花、高麗菜、小黃瓜、牛蒡、小松菜、紫蘇、山菜、蘿蔔、竹筍、洋蔥、青江菜、辣椒、番茄、茄子、苦瓜、韭菜、胡蘿蔔、青蔥、大白菜、羅勒、甜椒、青椒、綠花椰菜、菠菜、豆芽、生菜等
果類	草莓、橘子、蘋果、果乾	酪梨、橄欖、椰子
香菇類	－	全部OK
海藻類	－	全部OK
海鮮類	－	全部OK
肉類	－	全部OK
蛋類	－	全部OK
奶類	煉乳、含糖優格	除左列外均OK
油脂類	－	全部OK

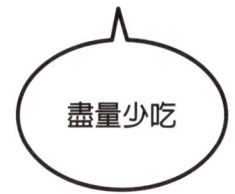

盡量少吃

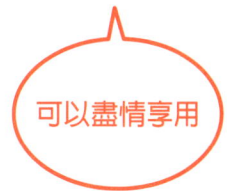

可以盡情享用

用問答模式了解碳水化合物（醣類）的含量

飲食控制時該吃哪一種？

買食物或選擇外食菜單時，該選哪一種比較好，以下用問答模式介紹。

Q.1

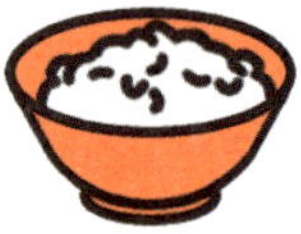

米飯

VS

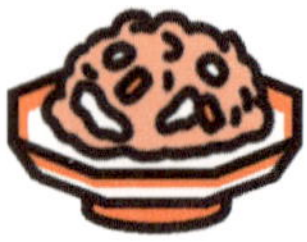

炒飯

Q.2

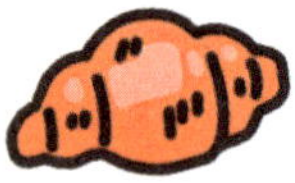

可頌麵包

VS

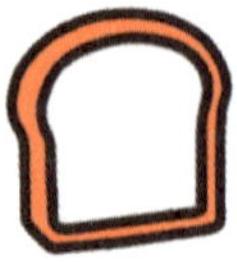

吐司

Q.3

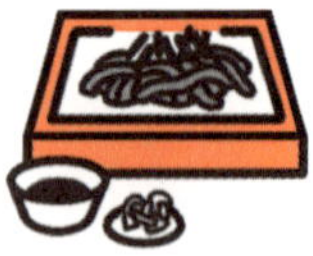

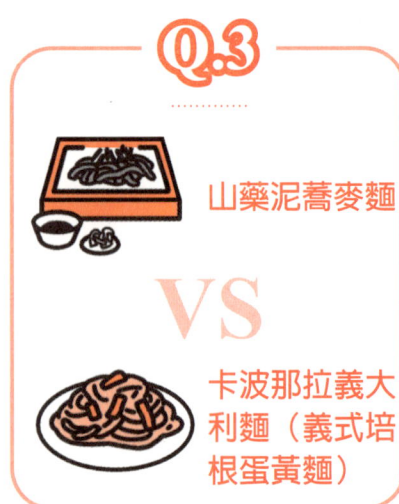

山藥泥蕎麥麵

VS

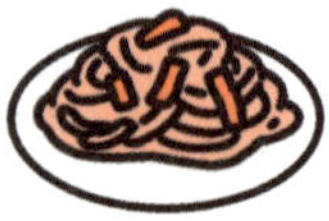

卡波那拉義大利麵（義式培根蛋黃麵）

Q.4

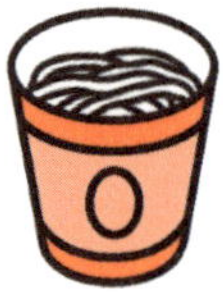

蒟蒻麵

VS

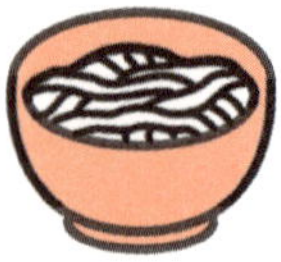

粉絲

A.1

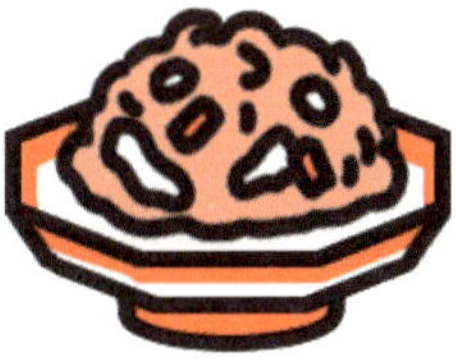

炒飯

想抑制血糖上升，需要攝取脂質和蛋白質。加入油脂和雞蛋下去炒的炒飯**可以同時攝取脂質和蛋白質，能預防血糖上升**。

A.2

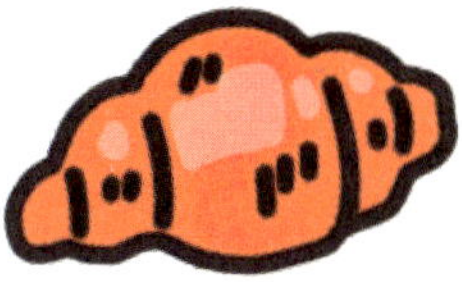

可頌麵包

6片裝的吐司每片含醣量約27g。可頌麵包每個含糖量約14g，因為烤麵包的時候會使用奶油，所以**可以攝取脂質**。**如果再夾火腿或起司，還可以增加蛋白質**。

A.3

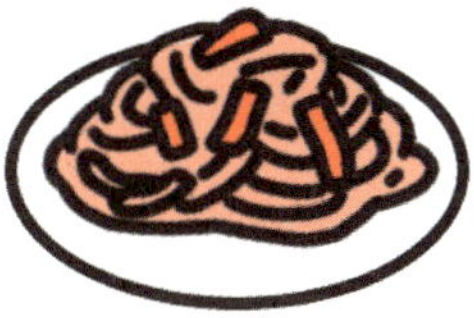

卡波那拉義大利麵（義式培根蛋黃麵）

義大利麵和蕎麥麵的糖量都很高，卡波那拉義大利麵的配料有培根、雞蛋和鮮奶油，這些**都是低醣且富含脂質**。而山藥泥蕎麥麵因為有山藥，醣含量更高。

A.4

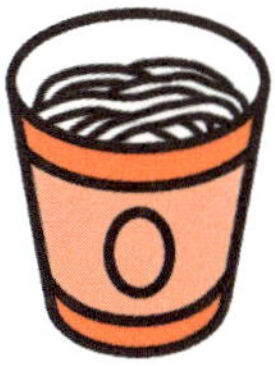

蒟蒻麵

粉絲給人很健康的印象，但因為是以綠豆等澱粉製成，成分幾乎都是醣。**蒟蒻的主要成分是膳食纖維，不需要擔心血糖上升**。

用問答模式了解碳水化合物（醣類）的含量

飲食控制時該吃哪一種？

買食物或選擇外食菜單時，該選哪一種比較好，以下用問答模式介紹。

Q.5

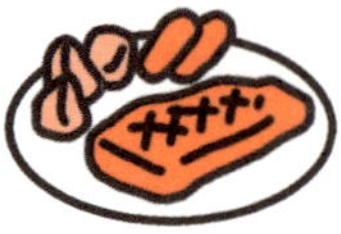

沙朗牛排

VS

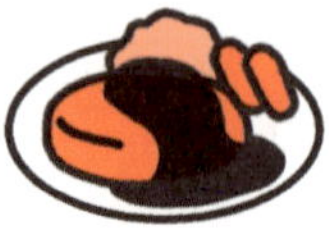

多蜜醬漢堡

Q.6

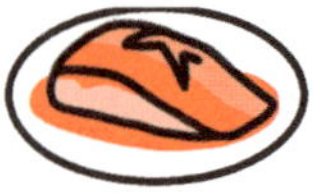

醬煮魚

VS

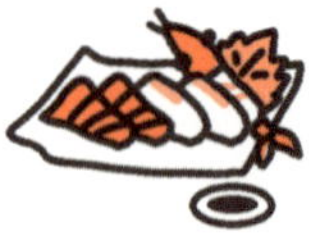

生魚片

Q.7

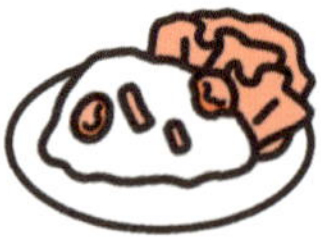

馬鈴薯沙拉

VS

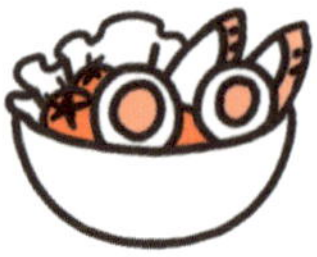

雞蛋沙拉

Q.8

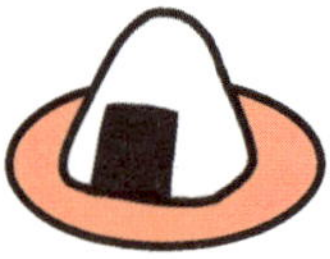

飯糰

VS

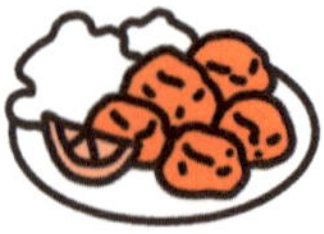

日式炸雞

A.5

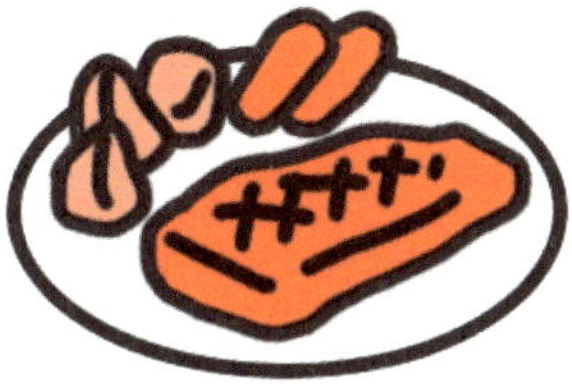

沙朗牛排

牛排的醣類含量低，又**可以攝取大量蛋白質，非常推薦**。漢堡排要少用增加黏性的材料，**以蘿蔔泥柚子醋取代多蜜醬的話就很好**。

A.6

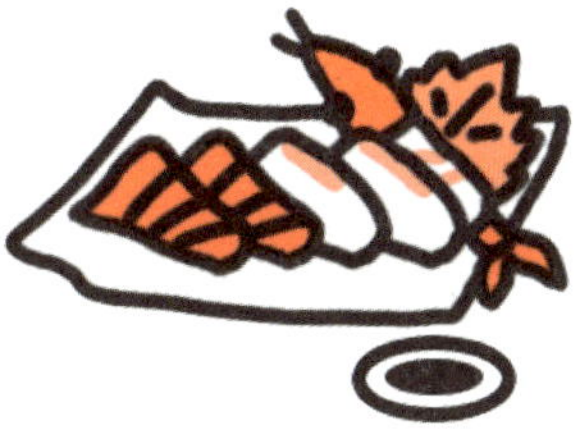

生魚片

日式料理很多高醣食物，**其中要特別留意用味醂或砂糖調味的醬煮魚**。生魚片含醣量低，但**如果沾太多醬油，會因鹽分攝取過多導致高血壓**。

A.7

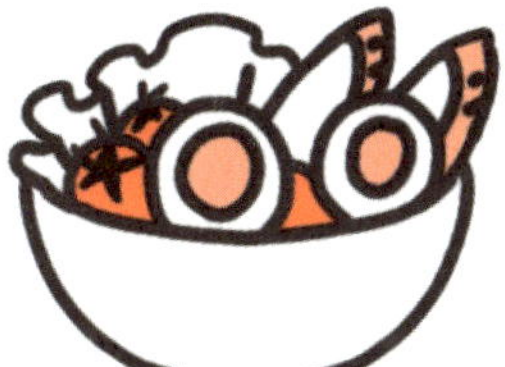

雞蛋沙拉

蛋白質和美乃滋的**脂質一同攝取，再加上富含膳食纖維的蔬菜**，雞蛋沙拉就是一份優秀的低醣菜單。以馬鈴薯為主的馬鈴薯沙拉，醣含量很高。

A.8

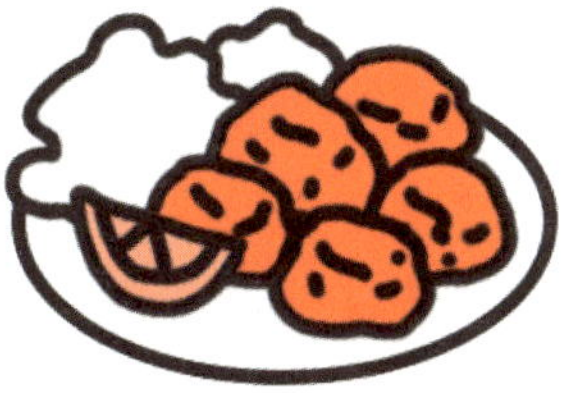

日式炸雞

1個飯糰的醣量約40g，5塊日式炸雞的醣量約10g。**只吃炸雞填飽肚子也可以，或者搭配半碗飯（醣量約20g）一起吃，也還在低醣飲食的範圍內**。

本書第48～51頁介紹的「尋找『隱藏醣類』」也要一起看

飯後散步15分鐘有助於瘦身

不需要劇烈運動！

運動時，流向肌肉的血液會增加，這**使得葡萄糖更容易被細胞吸收，從而提高胰島素的功能，急性反應就是血糖會降低**。但是也沒有必要因此去健身房進行全面的鍛煉，或突然開始急著運動。因為比起培養運動的習慣，從日常飲食開始改善更加容易，也更容易看到效果。

如果已經開始改善飲食習慣，想要進一步運動，可以先從飯後散步15分鐘開始。外出用餐後散步15分鐘回家也是可以的。

然而，過於糾結於該做什麼運動、該做多少運動並不是一個好主意。**請用「做任何運動都可以、任何時候運動都可以、做愈多愈好、前提是不受傷」的心態來面對運動**。

只要每天花一點點時間即可，重要的是持續。有證據指出，每週只做1～2次運動的人，比什麼運動都不做的人死亡風險更低。運動還能降低心臟病及癌症的死亡率。**先從每週1次開始，習慣後再逐漸增加次數**。最重要的是就算沒有達到理想，也要長期堅持下去。散步等有氧運動就已經足夠，但搭配肌肉訓練會更有效。

飲食療法是最安全而有效的減重方式

一項研究追蹤了200名在飲食中限制醣量1年的人，並調查了這群人的體重和血糖值（HbA1c）的變化。結果發現瘦的人體重增加，肥胖的人體重減輕，兩組人的血糖值都有改善。

分類	BMI	人數
瘦（體重低）	小於18.5	9
一般體重	18.5以上，小於25	73
輕度肥胖（1度）	25以上，小於30	74
中度肥胖（2度）	30以上，小於35	29
重度肥胖（3度）	35以上	9

體重增減率（%）

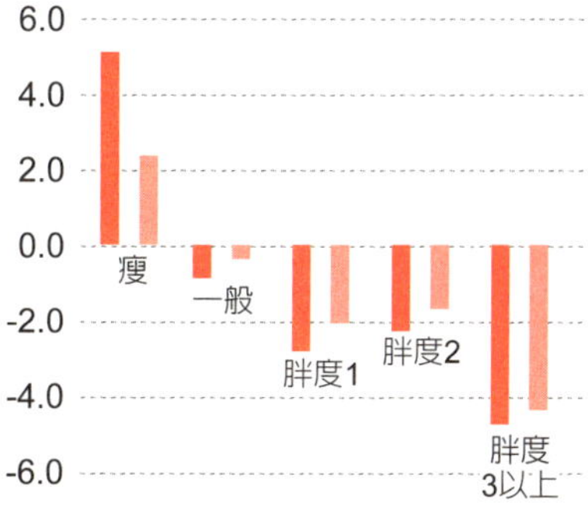

HbA1c增減率（%）

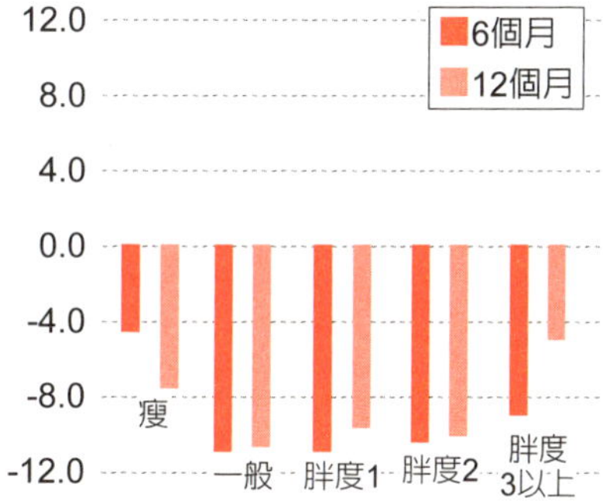

※根據[keio J med 2017,66,33-43]資料製成

想運動的話每週1次就OK

運動可以維持及強化肌肉力量和骨骼，以及維持、強化心臟和肺功能，有助於改善健康。不過沒有運動習慣的人、或不喜歡運動的人，也不需要忽然開始激烈運動，最好從散步或體操等輕度活動開始。而且也不需要每天都運動。

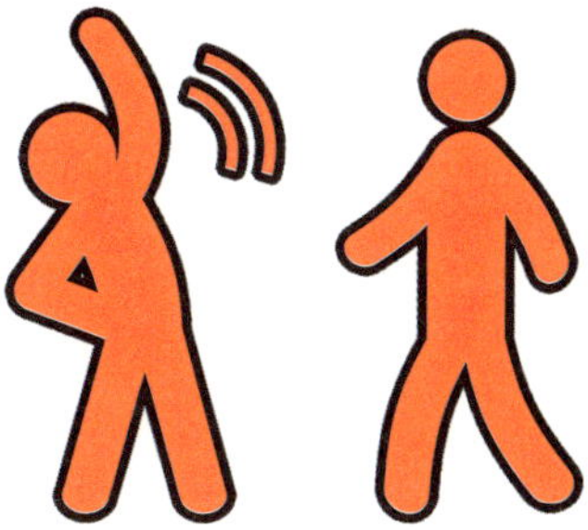

COLUMN 2

什麼是無麩質

將享受的食物減半
實際上可能伴隨風險

「無麩質」在網球運動員喬科維奇（Novak Djokovic）實踐後便引起大眾的注意。麩質是小麥和大麥等食物中發現的蛋白質，某些人攝取後會出現過敏症狀，稱為「麩質不耐症」。**為這些人而研發的飲食法，就稱為「無麩質」飲食**。

對於不太吃米飯的西方人來說，避開麵包及油炸食品麵糊，採用不含麵粉的無麩質飲食，結果相當於限制醣類攝取。然而，如果沒有麩質不耐症，無麩質飲食並沒有任何好處。*

此外，在日本實踐無麩質時，通常會建議以米飯取代麵粉。**但就算不吃麵粉，吃太多米飯也會導致高血糖**。而且完全不吃麵包或油炸食品，飲食的樂趣就會減半。不要被流行趨勢迷惑，還是好好實踐低醣飲食來守護健康吧。

* BMJ 2017; 357: j1892

第2章

吃碳水化合物不會胖的巧妙方法

攝取碳水化合物的同時，

還可以達到適當的體重和體格。

關鍵是血糖值。

本章將介紹如何在不提高血糖值之下

正確攝取碳水化合物。

日本人當中每6人就有1人血糖異常!?

血糖值是每個人都應該關心的數字

三大營養素當中的脂質、蛋白質，以及碳水化合物中的膳食纖維不會讓血糖升高。相反地，**這些營養素還能抑制飯後高血糖，會讓血糖上升的只有醣類**。血糖值指的是血液中的葡萄糖濃度，當米飯和麵包當中所含的醣（澱粉）進入到體內，在消化酵素作用下分解為葡萄糖，然後就會流入血液。因此，血糖會瞬間升高，當血液中的葡萄糖增加，胰臟就會分泌胰島素。在胰島素的作用下，葡萄糖會被肌肉、脂肪等身體的各細胞吸收並轉為能量。結果在進食不久後，血糖值就會回到空腹時的狀態。

如果血液中殘留過多的葡萄糖沒有被人體細胞吸收，餐後高血糖就會持續。**要穩定血糖，就要控制飲食中醣類的攝取量**，不要因為自己的血糖值不高而大意。**日本約有2000萬人有血糖異常，也就是說大約每6人就有1人如此（空腹血糖數據）**。而包含餐後高血糖的中國人研究數據則顯示，成人當中每2人有1人為血糖異常，可以想見日本人應該也是相同結果。

身體吸收醣類的機制

透過食物攝取進入身體的醣類會被分解、吸收為葡萄糖，流入血液。接著再被送往身體各組織。

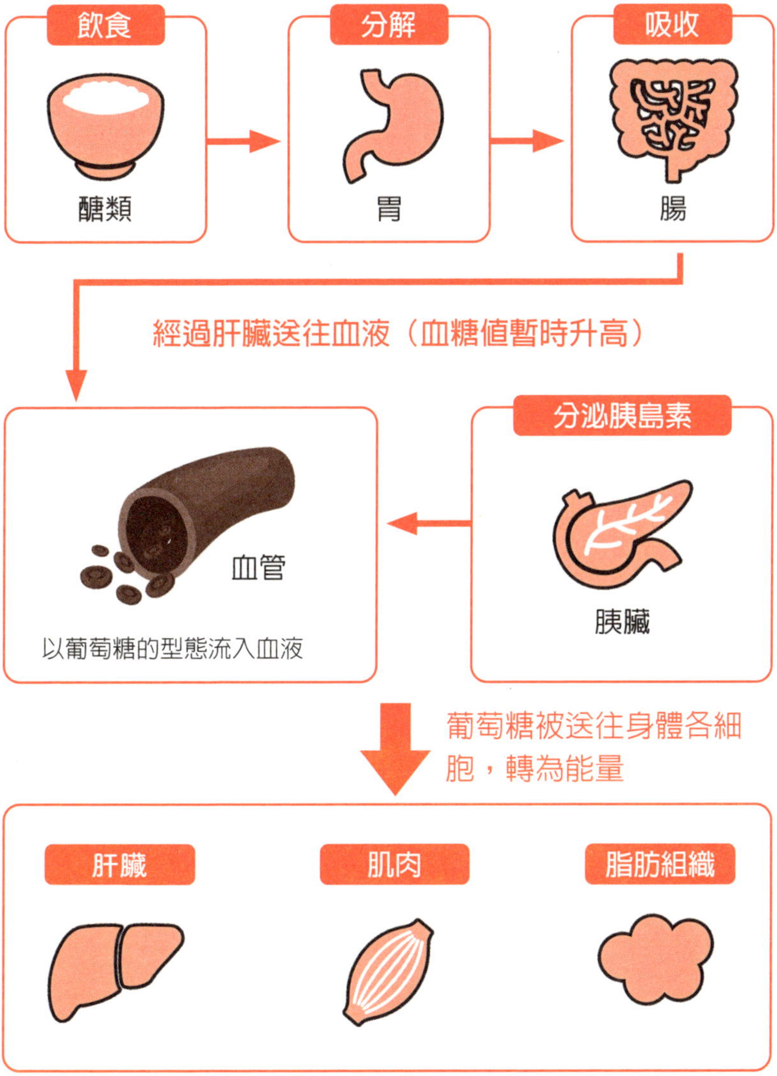

第2章

小心健康檢查無法發現的飯後高血糖

不要對健康檢查結果過於自信

就算定期健康檢查結果正常，也不代表能放心。一般健康檢查測量的是**空腹血糖**。**有些情況會測量紅血球中葡萄糖的結合比率「糖化血色素（HbA1c）」**※。然而，血糖異常最初會表現在飯後高血糖。

就算飯後血糖升高，大約3小時就會恢復正常，因此，**只測量空腹血糖的常規健檢很難發現異常**。糖化血色素（HbA1c）的異常狀況也是相同的。另外，前面提到的以中國人為對象的研究中發現，調查飯後血糖值時，成人每2人就有1人有血糖異常。[*1]

還有另外一個問題，**伴隨著飯後血糖快速上升，相對的也會快速下降，造成「血糖高峰（Sugar spikes）」**現象。血糖值劇烈波動會傷害血管，這也可能導致動脈硬化。[*2~4]甚至這也與認知功能下降有關。[*5]

餐後高血糖雖然充滿各種危險，但可以購買血糖儀在家中測量，或在有檢體測量室的藥局或藥妝店測量。無論哪一種，都**請在開始進食後的1至2小時進行測量**。

※反映過去2～3個月平均血糖值的指標

飯後血糖值是什麼

下圖為飯後2小時測量的血糖值。血糖迅速上升，然後快速下降，這就是飯後血糖值。

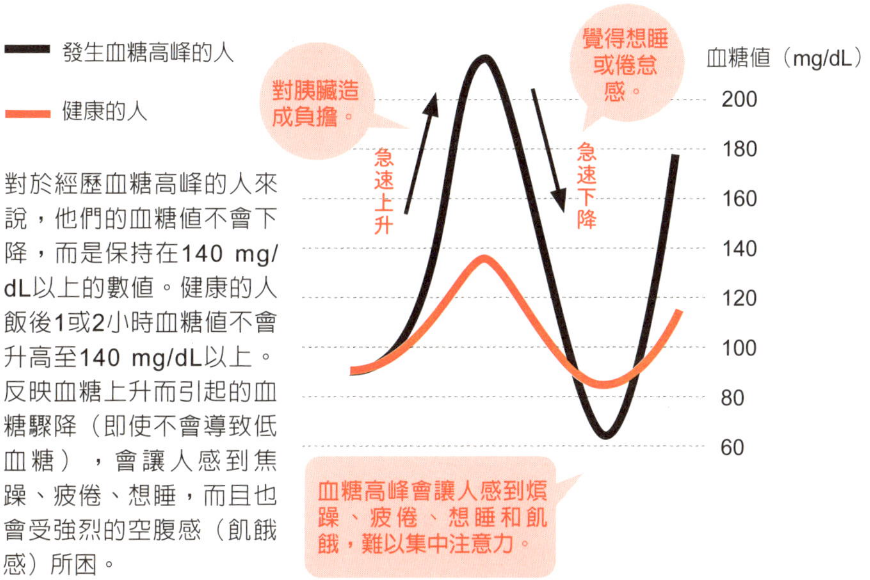

對於經歷血糖高峰的人來說，他們的血糖值不會下降，而是保持在140 mg/dL以上的數值。健康的人飯後1或2小時血糖值不會升高至140 mg/dL以上。反映血糖上升而引起的血糖驟降（即使不會導致低血糖），會讓人感到焦躁、疲倦、想睡，而且也會受強烈的空腹感（飢餓感）所困。

能讓血糖上升的營養素只有醣類！

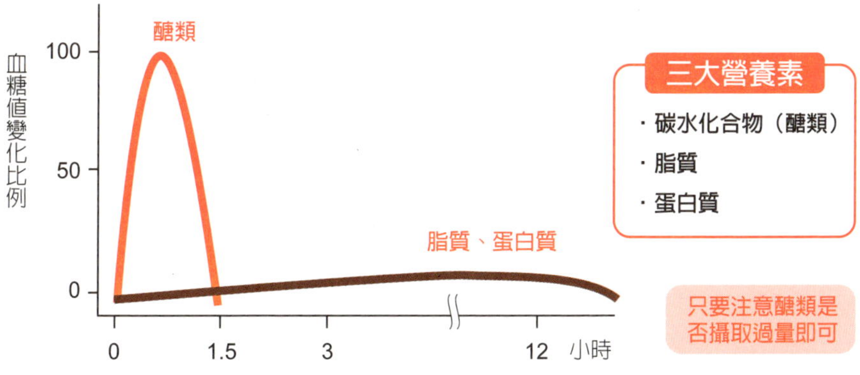

三大營養素
· 碳水化合物（醣類）
· 脂質
· 蛋白質

※根據[Life With Diabetes : American Diabetes Assoiation, 2004]資料製作

吃飽就想睡覺的原因

血糖高峰會威脅生命!?

一次吃太多醣類會引起「血糖高峰」，如果這種情況反覆發生，就會**造成動脈硬化，從而導致心肌梗塞或腦梗塞**。低醣飲食就是將每天130g醣類的攝取量分為三餐或三餐以上，以**防止血糖高峰**。

一般來說，標準空腹血糖值是70～100mg/dL，標準餐後血糖值是70～140mg/dL，筆者本身在開始低醣飲食前，餐後的血糖值一直是直線上升的。當時筆者吃一般的鐵路便當後，測量血糖值曾超過200mg/dL，但在健康檢查時卻從來沒有檢查出血糖問題，這就是餐後高血糖的可怕之處。

與餐後高血糖一樣，血糖高峰很難被注意到，但實際上可能會出現幾種症狀。最明顯的時間是午餐後，**如果在下午2～3點左右感到想睡覺、疲倦或飢餓，而且這些狀況頻繁發生，代表原本急劇上升的血糖可能也突然下降**。

另一方面，血糖過低也是一個問題。當血糖低於70mg/dL時，就會出現手抖、心跳加速、感覺不適等症狀。這時建議盡快食用醣類（約5～10g葡萄糖），以緩解低血糖狀態。

吃完飯後你有這些症狀嗎？

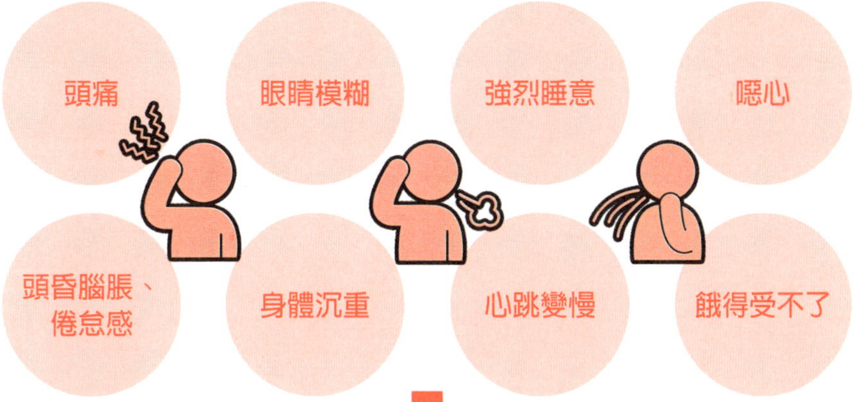

你可能經歷了血糖高峰！

日本的血糖異常人數正在增加

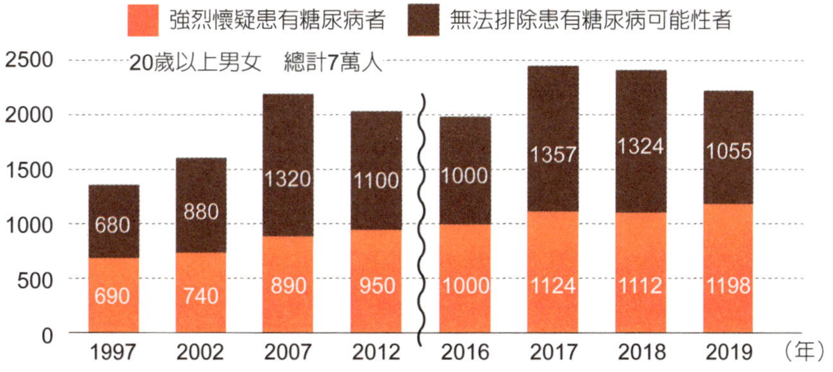

日本有血糖異常的人超過2000萬人，代表6個人就有1人是血糖異常患者，其中40歲以上則每3～4人當中就有1人血糖異常。如果觀察餐後高血糖，這個人數可能更多。

※根據日本厚生勞動省「國民健康・營養調查」資料製作

用不會讓血糖上升的方式飲食

只要控制攝取量，吃甜食也OK

如果不攝取任何醣類，就可以防止血糖升高。理論上確實如此，但完全不吃醣類的飲食生活太過平淡，持續不了多久，而且反彈的風險也較高。另外，為了減肥而忍耐不吃甜食，一般認為這是飲食控制的常識，但其實並非必要。

以點心來說，只要在10g以內，吃醣類或甜食完全沒有問題。相較之下，人工甜味劑的甜食則可以好好享受。此外，如果為了擺脫醣類而過度限制攝取碳水化合物，身體反而會出現各種健康問題，其中最常見的就是便祕。**這可能是因為減少攝取碳水化合物，導致膳食纖維攝取量降低**。如果為了控醣而減少攝取碳水化合物，建議要**積極攝取香菇或海藻類等低醣且富含膳食纖維的食物**，如此將有助於預防便祕。

美國曾有一項對健康的人進行熱量限制實驗，許多人帶著強烈的意願參加，但最後卻相繼退出。雖然這項實驗要求參與者攝取的能量須限制為原本的75%，但最後全體平均攝取的熱量卻是88%。也就是說，不管意志多麼堅強，**嚴格的限制都無法持久**。

血糖不會上升的飲食方式是什麼

下圖是研究4種不同的飲食方式，其血糖值變化的結果。研究顯示，攝取的能量愈多，血糖上升的速度就愈慢。

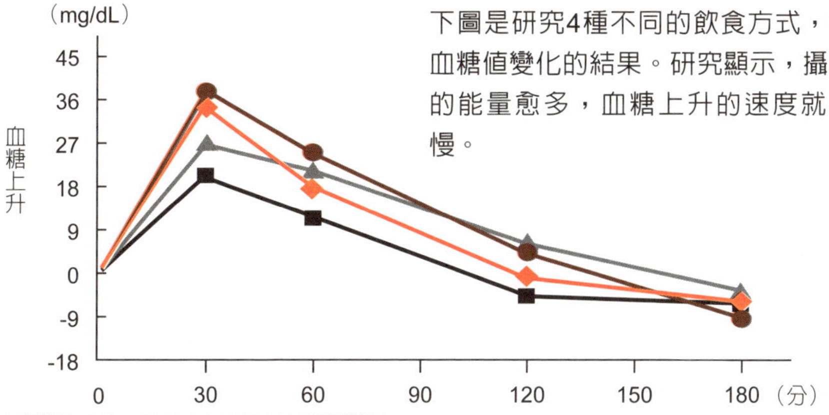

※根據[Br J Nutr 2014;111:1632-1640]資料製作

示例	菜單	熱量
●	①只吃主食（白米飯200g）	總熱量338大卡
◆	②主食、主菜（白米飯+豆腐、水煮蛋）	總熱量486大卡
▲	③主食、主菜、油脂（白米飯+豆腐、水煮蛋和美乃滋）	總熱量573大卡
■	④主食、主菜、油脂、蔬菜（白米飯+豆腐、水煮蛋和美乃滋+菠菜和花椰菜）	總熱量604大卡

最重要的是不要忍耐

不吃白米飯
不吃麵食類
不吃宵夜、點心
放棄甜點
不吃水果
忍受飢餓

忍耐是壓力來源！很容易反彈

吃很飽也能瘦的超強飲食方式

任何人都能做到，而且效果很好！

「low-carb」一詞源自於英文單字「low-carbohydrate（縮寫為low-carb）」，意思是「低醣」，**指的是「溫和限制醣類」。低醣飲食法定義每天醣類攝取下限為70g。**透過設定下限，避免追求極端的低醣飲食。這樣一來，可以吃的食物範圍增加，不需要忍耐的情況下也能避免反彈。低醣飲食的另一個優點是**只要是成年人，無論年齡、體型或性別，每個人都可以在相同條件下確實獲得效果。**

將頂尖運動員分為高醣飲食組和低醣飲食組，分別測量其體力，結果發現高醣飲食組的人，能量來源會從消耗醣類逐漸轉為消耗脂質，而低醣飲食組的人則一直維持穩定消耗脂肪來獲得能量。[*7]**這代表如果孩子積極參加體育活動，仍可以在讓孩子吃飽的前提下限制醣類。**此外**懷孕中的女性也應該要留意限制醣類的攝取。**

另外，2017年也有報告提出，針對胰島素分泌不足而引發的第1型糖尿病患者，限制醣類攝取也能夠改善其血糖控制（減少高血糖及低血糖）。[*8]足見低醣飲食的可能性正在逐漸擴大。

吃得很飽也能瘦的飲食方式

目前為止的認知

不能吃米飯

嚴禁吃甜食

不能吃宵夜、點心

祕訣是改變思考模式

新的認知

米飯量減半，增加肉量

選擇低醣甜點

吃得飽

低醣飲食可以推薦給所有人

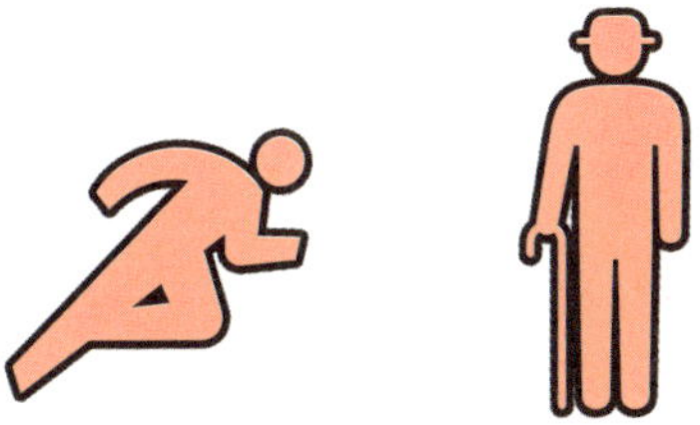

孩子

無論是肥胖或有生活習慣病的孩子、或是有運動習慣的孩子都很有效。

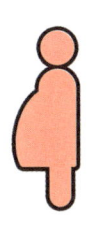

孕婦

可預防懷孕期間的營養量、高血糖（「妊娠糖尿病」）。

運動員

肌肉不會流失，且能夠讓脂肪有效率地轉化為能量，提升表現。

高齡者

有助於預防認知功能下降、以及因骨折而臥床不起。

不需要計算卡路里！

熱量限制有高風險

有些人一聽說低醣飲食可以吃到飽，可能會擔心卡路里過多。為了治療糖尿病的飲食療法以及消除肥胖的飲食指導中，往往建議限制熱量，所以不計算卡路里的說法可能會讓人擔心。而世界建議限制卡路里來治療糖尿病，這是為了要改善肥胖。

然而，**日本糖尿病患者有超過一半的人並不肥胖，若以全球指南為考量，原本沒有必要限制卡路里。**[*9] 能夠改善肥胖當然是好事，但**在臨床實驗上，透過卡路里限制和運動療法來預防心臟病，實際上無法降低心臟病的發病機率。**[*10] 此外，限制卡路里會導致骨密度下降，反而提高骨折風險。[*11、12]

再者，**卡路里限制計算起來很複雜，計算出的數值與實際卡路里攝取量也沒有關係。**[*13] 如果按照自己的感覺來維持吃八分飽，不僅困難也無法正確限制，最終只會失敗。另一方面，如果**控制醣類攝取，多吃脂肪和蛋白質，可以提高多種消化酵素的分泌量，刺激飽食中樞。**[*14] 它也能長時間抑制胃部分泌會引發飢餓感的飢餓素。[*15、16]

限制卡路里會損害健康！？

比較卡路里限制組和非卡路里限制組之間的心臟病發生機率時，發現兩者沒有差異（圖1）。然而，卡路里限制組的骨密度下降，骨折風險增加（圖2）。事實證明，透過限制卡路里來改善健康是相當困難的。

圖1　有無限制卡路里與心臟病的發生機率

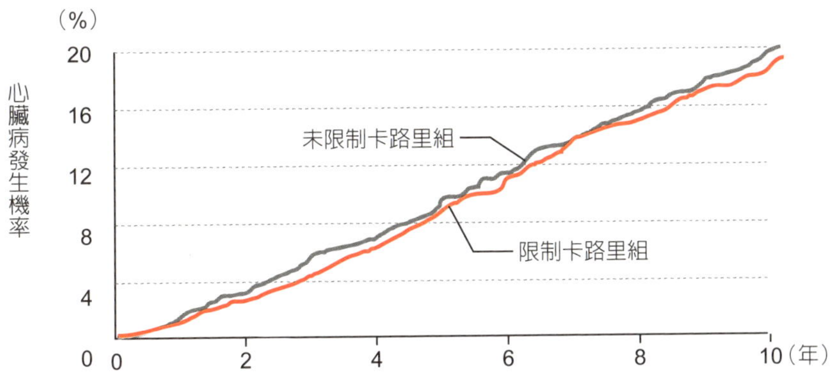

※根據[N Engl J Med. 2013,368,1279-1290]資料製作

圖2　限制卡路里與骨密度下降

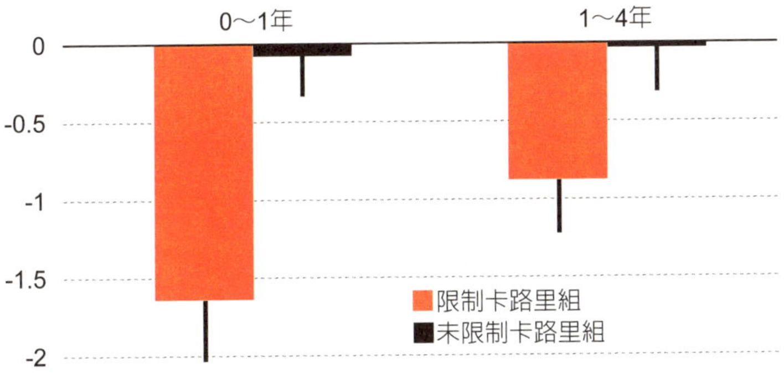

※根據[Lipkin EW et al. Diabetes Care 2014, 37, 2822-2829]資料製作

不必擔心營養均衡！

不要被營養比例建議約束！

人們常說「營養均衡的飲食很重要」。日本厚生勞動省「飲食攝取標準（2020年）」中記載，**三大營養素的建議攝取比例為「蛋白質13-20%、脂質20-30%、碳水化合物50-65%」**。設定這個比例的原因如下。

因為需要體內無法合成的必需胺基酸，攝取蛋白質下限為13%。雖有論文指出蛋白質上限達35%仍不會有問題，但也有論文指出超過20%是將來要研究的主題，因此，厚生勞動省將蛋白質攝取上限設為20%。

脂質的下限是20%，因為要攝取必需脂肪酸。上限設定為30%是為了讓飽和脂肪酸攝取量上限為日本人的中位數7%※，但其實沒有理由將上限設定為日本人的中位數。

最後，設定攝取50-65%的碳水化合物是以100%減去蛋白質和脂質得到的比例。這是因為除了糖尿病患者之外，沒有人會因為攝取過多碳水化合物（醣類）而導致身體出現問題。如果我們將營養攝取量以百分比來考慮，那就必須掌握所有的攝取能量，但這是做不到的。**應該以公克數（絕對重量）來思考，而非百分比（相對比例）。然後在保持攝取適當醣類的情況下，享受自己喜歡的食物**，這才是最重要的事。

※100人當中第50人的數值。在一定條件下與平均值相同

不要在意三大營養素的均衡

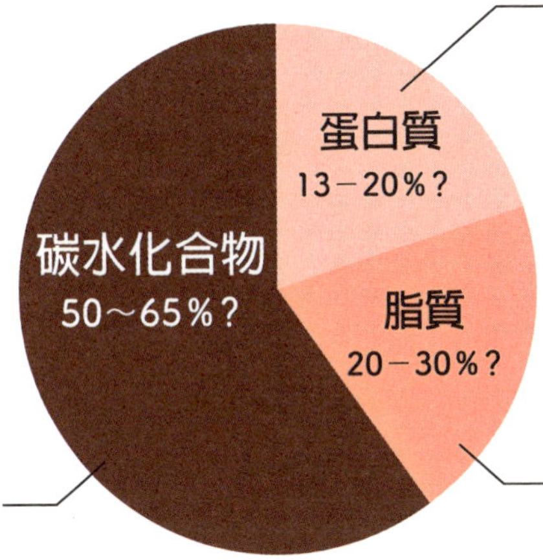
將上限設定為20%根本毫無根據，也有論文指出即使是35%也不用擔心。
為了將飽和脂肪酸攝取量控制在7%以下，脂質的攝取上限被定為30%，但這並沒有明確的依據。
這個數字是以100%減去蛋白質和脂質得來，但能這樣充分攝取醣類的，應該是血糖不會上升的人。

除三大營養素外，五大營養素也很重要

維生素

具有幫助其他營養素作用的功能。人體幾乎不能產生，必須從食物中獲取。

富含維生素的食物

水溶性維生素（肉、魚、蔬菜、水果、肝臟、豆類、雞蛋等）
脂溶性維生素（鰻魚、肝臟、綠色及黃色蔬菜、黃豆、海藻等）

礦物質

保持身體良好狀態所必需的物質。具有建立骨骼和牙齒，並調節心臟和肌肉的功能。因此攝取礦物質也是必需的。

富含礦物質的食物

鋅（牡蠣、豬肝、牛肉、雞蛋、腰果、炸豆腐）
鐵（肝臟、紅肉的魚或肉類、菠菜、豆類、海藻類）
鈣（牛乳、乳製品、芝麻、杏仁果、小魚）
鉀（蔬菜、水果、根莖類、豆類）
磷（蛋黃、魚類）

好好吃主食，好好變瘦

米飯最後吃，防止攝取過量

低醣飲食中，每餐的醣類攝取量為40g以下。由於配菜和調味料也含有醣，因此減去這個量，主食中的含醣量約為20g。例如米飯，標準量是半碗左右。**只要維持在這個量，原則上想吃什麼配菜都可以**。無論是肉或蔬菜，任何喜歡的東西，想吃多少就吃多少。**米飯的話，炒飯或生雞蛋拌飯還可以降低血糖峰值**。如果在配菜中添加蔬菜來攝取膳食纖維，血糖值更難升高。然而，對於某些人來說，同時攝取醣類（米飯）和脂質、蛋白質（雞蛋和炒炸食物的油）可能無法充分抑制餐後血糖值。因此，**還有一點很重要，就是米飯等主食類要最後吃**。這樣一來，配菜就會讓你有一定的飽足感，主食需求量就會減少，脂肪和蛋白質的功能將能夠充分發揮，即使主食量相同，也能抑制血糖上升。

不過，對於一直大量吃米飯的人來說，一下子吃半碗肯定是有困難的。建議可以從能做的先開始，例如把一大碗變成普通碗，或是把2碗改成1碗，僅此一點應該就會有所改變。**最終將能夠享受探索如何大量吃美味的配菜、以及如何在不吃主食的情況下獲得飽足感的方式**。

吃主食要下功夫

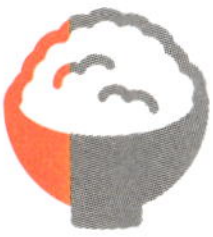

米飯1／3碗
（約50ｇ）
【醣類20ｇ】

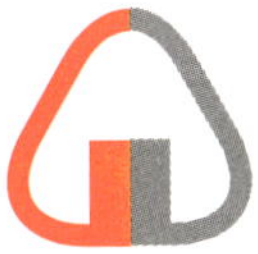

飯糰1／2個
（約50ｇ）
【醣類20ｇ】

6片裝吐司1片含醣類約27g

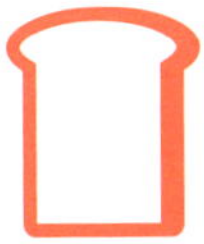

8片裝吐司1片
（約45ｇ）
【醣類22ｇ】

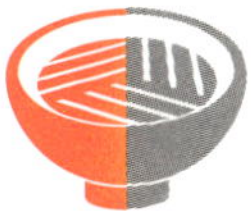

麵類 半碗
（100ｇ）
【烏龍麵 醣類21ｇ】
【蕎麥麵 醣類27ｇ】
【中華麵 醣類28ｇ】
【義大利麵 醣類31ｇ】

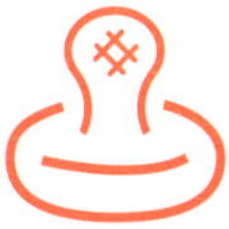

圓形麻糬 1個
（約35ｇ）
【醣類20ｇ】

可頌麵包
（約33ｇ）
【醣類14ｇ】

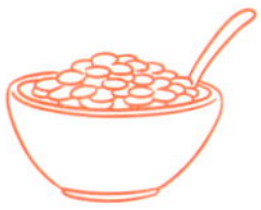

玉米片
（約40ｇ）
【醣類36ｇ】

建議以下做法

增加米飯分量的方式

如果做成粥，即使減少米的用量，分量也會增加，可以吃得更多。添加寒天或蒟蒻一起煮，還能同時攝取膳食纖維。

增加吐司分量的方式

切掉吐司邊，可以讓減少的重量改成增加吐司片數。如果把8片裝的吐司去掉所有吐司邊，每片的醣含量為15g，就算吃2片，醣含量也只有30g。

意外陷阱！

尋找「隱藏醣類」

如果在控制主食等方面，吃法已經下了工夫，但血糖和體重卻沒有降低，那麼就需要確認以下幾頁重點。你可能忽略了隱藏的高含醣。

①蕎麥涼麵

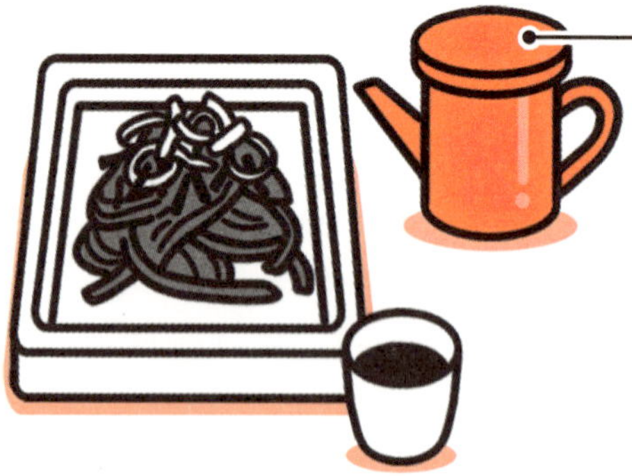

隱藏醣類！

蕎麥湯含有蕎麥粉，醣含量很高。此外，如果喝完所有的蕎麥麵湯，可能會攝取過多的鹽。

↓

不要喝蕎麥湯

這些也要注意！

- 山藥泥蕎麥麵（加上山藥泥等於雙倍醣）
- 勾芡烏龍麵（馬鈴薯澱粉勾芡NG）

②雞塊

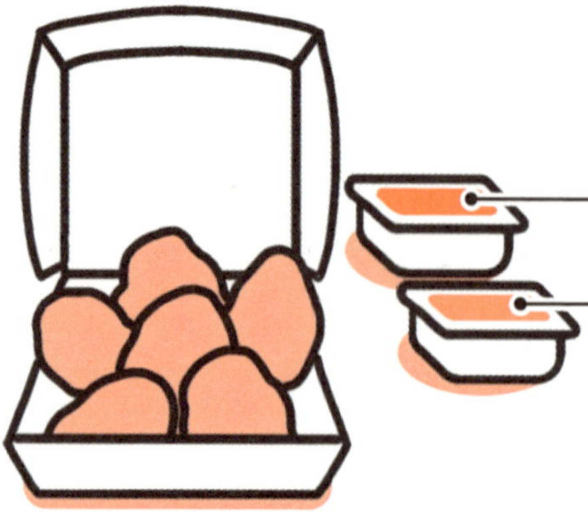

隱藏醣類！

- 沾醬

雞塊本身的醣含量低，但問題在於沾醬。甜甜的醬汁含有5～8g的碳水化合物。

重點

- 不要沾醬直接吃
- 沾塔塔醬

③大阪燒

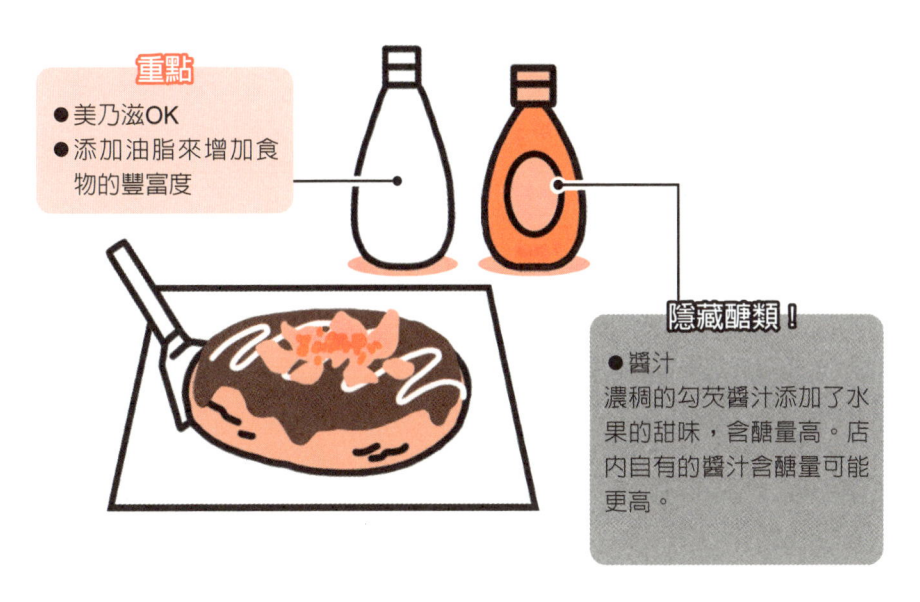

重點

- 美乃滋OK
- 添加油脂來增加食物的豐富度

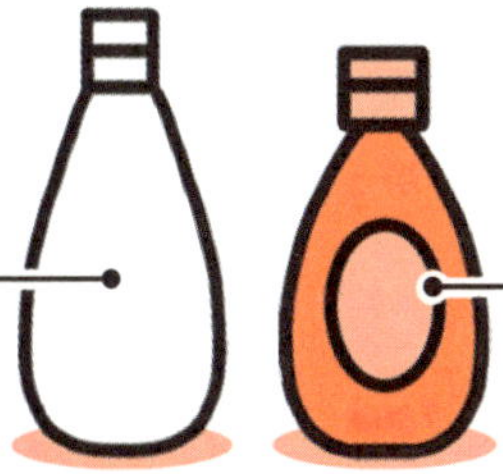

隱藏醣類！

- 醬汁

濃稠的勾芡醬汁添加了水果的甜味，含醣量高。店內自有的醬汁含醣量可能更高。

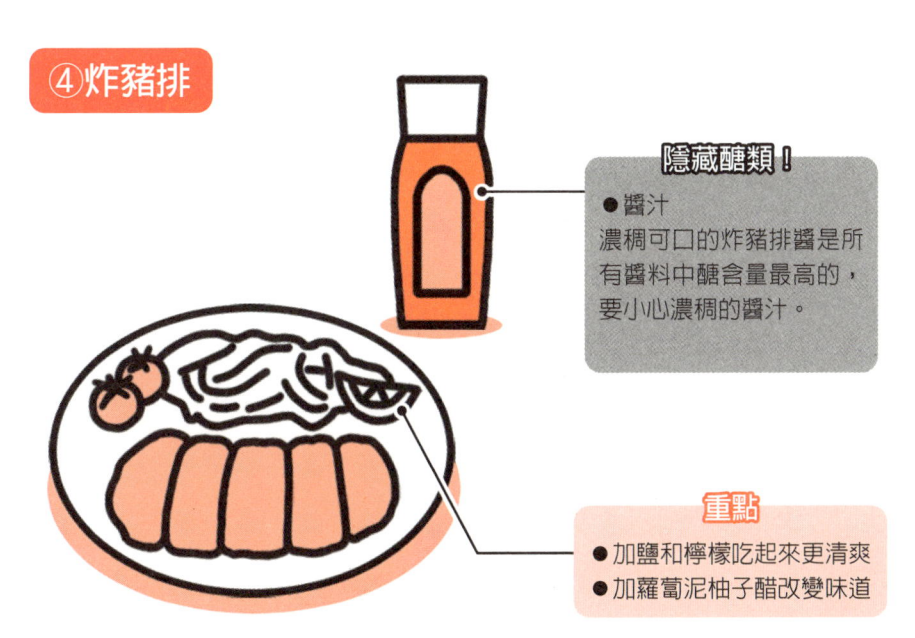

④炸豬排

隱藏醣類！

- 醬汁

濃稠可口的炸豬排醬是所有醬料中醣含量最高的，要小心濃稠的醬汁。

重點

- 加鹽和檸檬吃起來更清爽
- 加蘿蔔泥柚子醋改變味道

⑤壽司

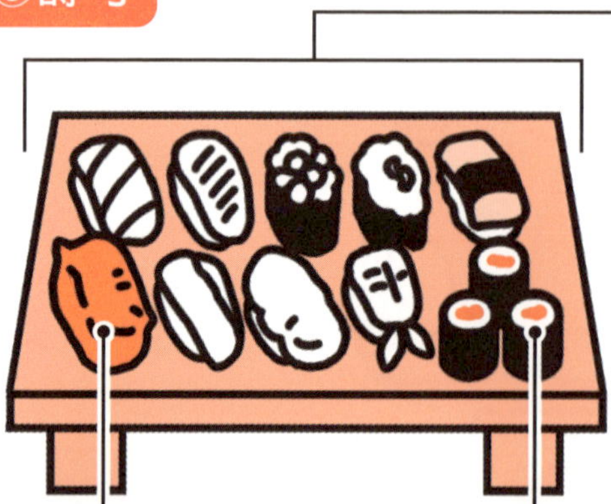

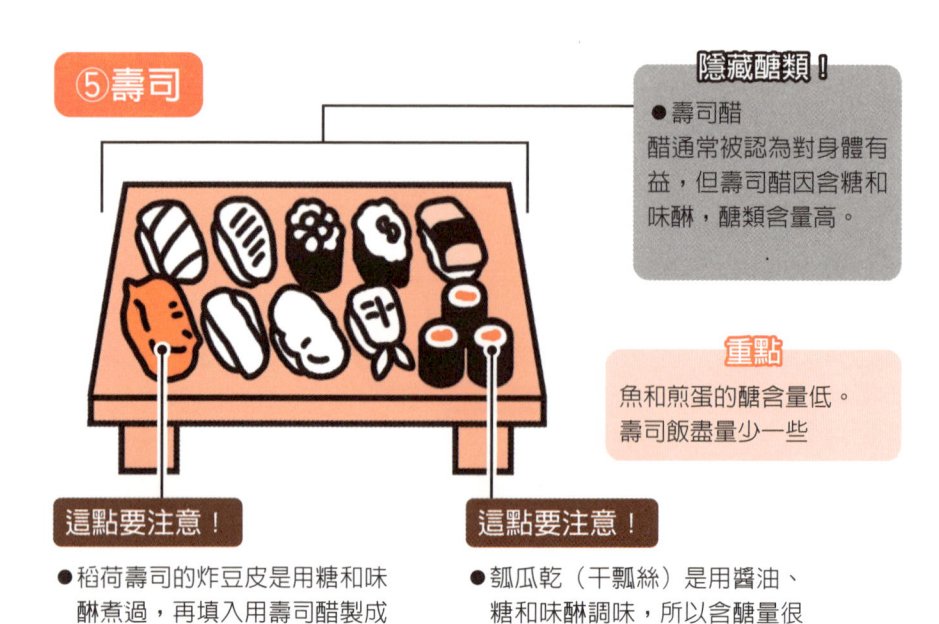

隱藏醣類！

● 壽司醋

醋通常被認為對身體有益，但壽司醋因含糖和味醂，醣類含量高。

重點

魚和煎蛋的醣含量低。
壽司飯盡量少一些

這點要注意！

● 稻荷壽司的炸豆皮是用糖和味醂煮過，再填入用壽司醋製成的醋飯，所以含醣量很高。

這點要注意！

● 瓠瓜乾（干瓢絲）是用醬油、糖和味醂調味，所以含醣量很高。

⑥蔬菜沙拉醬

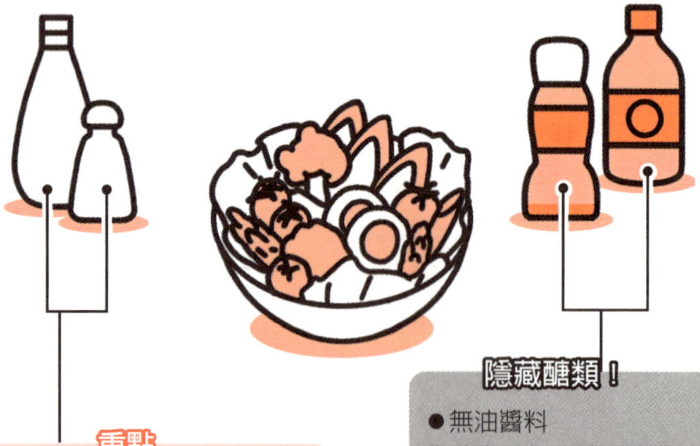

重點

● 美乃滋可以抑制醣類並攝取脂質
● 淋上大量橄欖油

隱藏醣類！

● 無油醬料

許多產品為了讓口感更美味，將減去的油脂量改為增加讓人感到甜味的醣類。沾醬應該要選擇脂質含量高的。

⑦湯

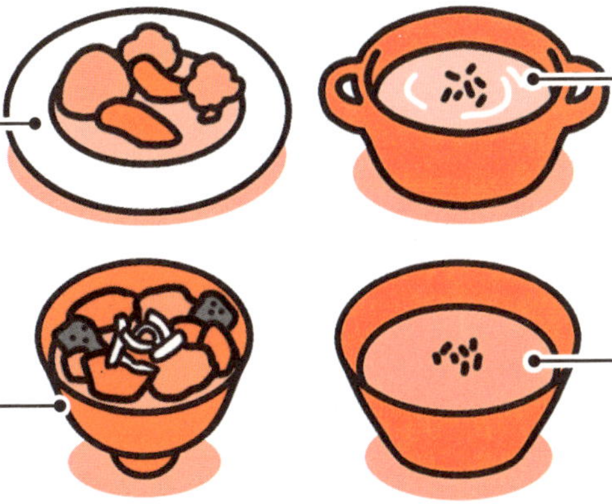

隱藏醣類！

- 玉米

以玉米為原料的玉米湯含醣量高。

- 馬鈴薯

根莖類也是蔬菜中需要留意的食材。冷湯的口感更佳，所以會吃得比固體的馬鈴薯多，因而有風險。

重點

- 用清爽的湯頭煮出來的燉湯，可以攝取大量蔬菜和肉
- 豬肉湯OK，可以攝取豬肉脂肪等脂質。要避免根莖類食材。

⑧飲料

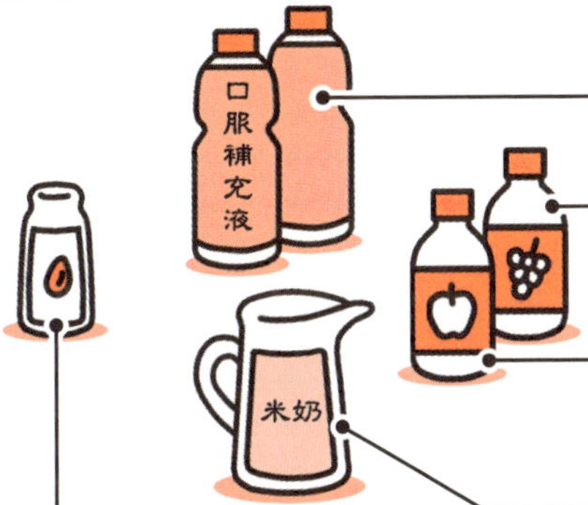

隱藏醣類！

- 運動飲料

500ml所含醣類有20～30g之多。運動時補充水分建議還是喝水。

- 飲料水果醋

添加了容易讓血糖上升的果糖，為了喝起來更順口，有時也會添加蜂蜜。

- 奶類

燕麥奶、米奶

燕麥奶的原料是燕麥，米奶的原料是米，兩者都是高含醣，而且兩者的蛋白質含量都很低。

重點

- 杏仁果奶含維生素E和膳食纖維，營養豐富且含醣量低。
- 豆漿的蛋白質和膳食纖維具有控制血糖上升的功能。

1天吃5餐比1天吃1餐更不容易變胖!?

不吃飯其實會導致肥胖

有些人早上睡過頭而不吃早餐，或為了飲食控制而減少用餐次數，但其實**低醣飲食的基本原則就是1日3餐**。如果將每日所需的130g醣類攝取量集中在1餐攝取，就會出現餐後高血糖，進而大幅降低效果。

作為健康方法之一，連續幾天不吃飯的「斷食」和減少用餐次數的「輕斷食」很受歡迎，但筆者不推薦這些方法。斷食健康法背後的基本概念是「自噬理論」，認為空腹時間長，有助於細胞提升新陳代謝，[17]但這一點尚未得到充分證明。[18]此外，透過禁食減肥，不僅會減掉脂肪，還會減掉肌肉和骨骼，但當反彈時，只會恢復脂肪。

筆者也不建議糖尿病患者不吃早餐。如果不吃早餐，午餐或晚餐後血糖值更有可能升高。早晨是血糖值最有可能升高的時間。早餐一定要攝取20g左右的醣類以及充足的脂肪和蛋白質。

低糖飲食法中建議增加每日用餐次數。如果將每天130g的醣類攝取量小份分成4或5餐，每餐的醣類含量將低於40g，這會進一步穩定身體血糖值。

減少用餐次數的飲食控制法反而會變胖？

將每天攝取的飲食量分為3組，並研究血糖值的上升和下降。最穩定的組別是1日3餐組。熱量攝取早上400大卡、下午800大卡、晚上1000大卡。

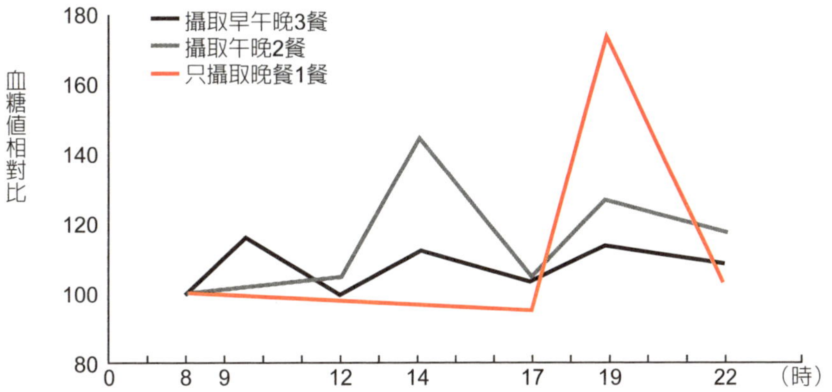

※根據[Diabetes 2008,57,2661-2665]資料製作

低醣飲食法吃晚餐也OK！

熱量限制 → **醣量限制**

熱量限制：
- 1餐不吃，從下一餐補足
- 吃晚餐NG

醣量限制：
- 每天吃3餐為佳
- 吃晚餐也沒問題

只要思考「怎麼吃」就不用忍耐

思考怎麼搭配，輕鬆限制醣類

聽到限制醣類，很容易就往被迫忍耐的方向去想，這可能是因為「限制」這個詞給人的感受。不過，「低醣」是不需要忍耐的。

由於這不是不能吃喜歡的食物的飲食療法，不需要大幅改變目前的飲食，這也是低醣飲食能夠成功的關鍵之一。減少米飯和麵包等主食的分量，還可以（而且應該）多吃喜歡的配菜。**現在就從思考怎麼搭配可以吃更多喜歡的食物開始吧。**

例如，午餐選擇唐揚定食套餐（日式炸雞塊套餐）。將米飯減半，增加兩、三塊唐揚炸雞（日式炸雞），或點一小碗豆腐或蔬菜。這樣即使少吃米飯，也能感到滿足。

有些人可能會在意多加炸雞會增加熱量，其實不用擔心。相反地，**透過脂肪和蛋白質來防止血糖升高，並透過飽足感來控制卡路里攝取量，更可以抑制隨後的飢餓感。**

這是因為只有醣類會讓血糖上升，而蛋白質、脂質和膳食纖維都會抑制餐後高血糖，這意味著進食反而讓血糖上升更為緩慢。

限制醣類並非等於無碳水化合物

減少米飯、麵包的分量，增加配菜量。由於不需要排除碳水化合物，更能獲得飽足感。

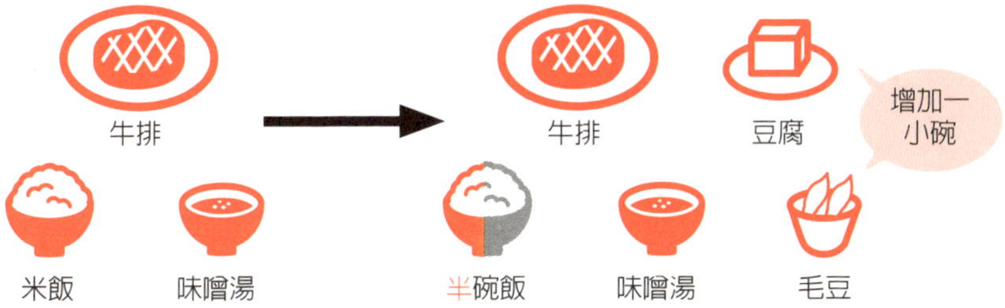

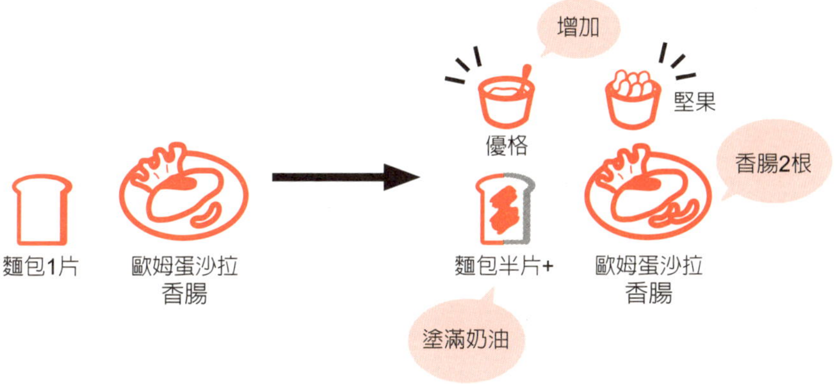

成功關鍵是不需要大幅改變目前飲食菜單

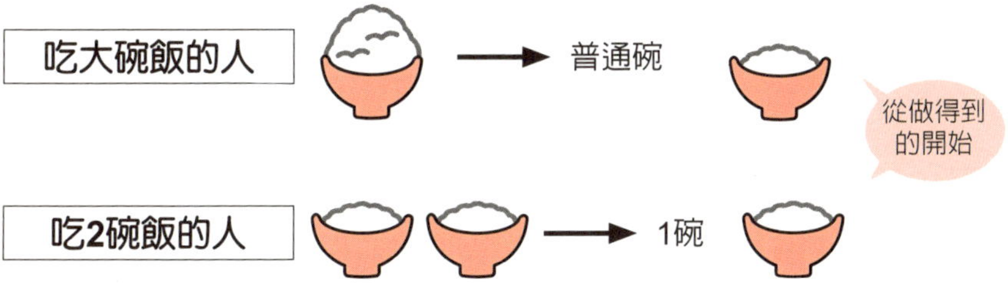

碳水化合物所含的膳食纖維是飲食控制的關鍵

膳食纖維在限制醣類方面發揮重要作用，但如果在飲食上**限制醣類，減少主食或根莖類的攝取量，最終可能會導致膳食纖維攝取不足**。根據日本厚生勞動省發布的「日本人飲食攝取標準」，成年男性膳食纖維的目標攝取量為每天20公克。如果換算成蔬菜、蘑菇、海藻的話，大約需吃400公克。一份生蔬菜沙拉約為100公克，所以請盡量在一餐中攝取等量的蔬菜。讀者可以參考第57頁的表格，在減少醣類攝取的同時，搭配其他能夠充分攝取膳食纖維的飲食方式。

一小碗蔬菜有助於限制醣類

前面提到增加配菜的量時，可以增加1份豆腐或小碗蔬菜，**蔬菜含有豐富的維生素、礦物質等營養成分，同時也能攝取到「第6類營養素」膳食纖維**。

2014年法國的研究團隊發現，當攝取膳食纖維時，腸道細菌會將其轉化為一種稱為短鏈脂肪酸的脂肪，而這項物質與抑制血糖上升有關。[19] 也有研究報告指出，飯後血液中的葡萄糖會被體內的每個細胞吸收，但膳食纖維卻會在脂肪細胞旁形成屏障，讓肌肉細胞優先吸收葡萄糖。[20]

不吃碳水化合物的話膳食纖維會不夠

如下表所示，從日本厚生勞動省的調查報告可知，日本人在膳食纖維的攝取量方面絕對不夠。

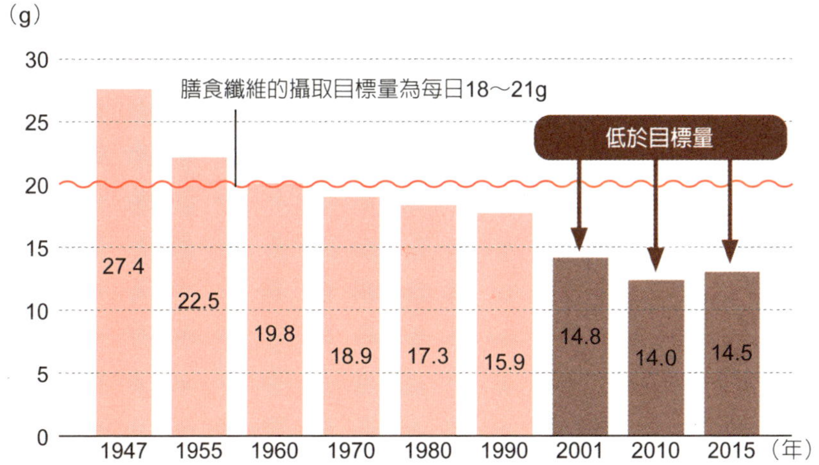

※根據日本厚生勞動省「國民健康・營養調查」資料製作

積極攝取醣類含量低的蔬菜！

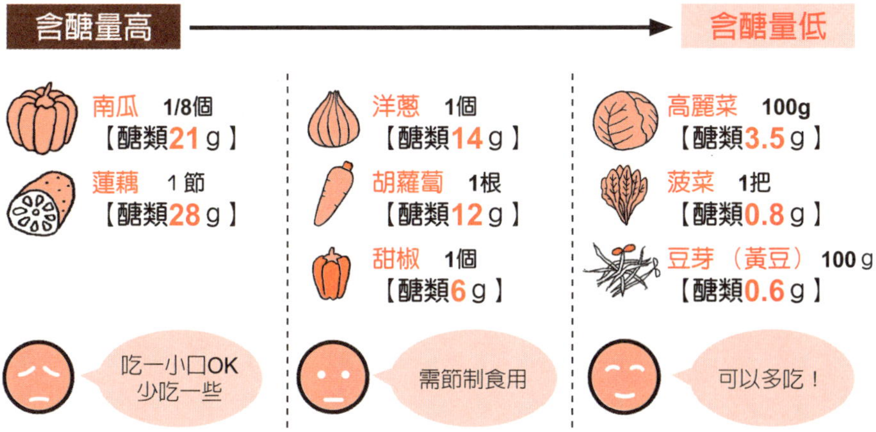

香菇和海藻是富含膳食纖維的最佳食物

要積極攝取香菇和海藻類

有效攝取膳食纖維的要點是積極食用蔬菜、菇類、海藻等。除了相當於主食的根莖類外，蔬菜也含有相應的醣量。這裡的意思是，香菇和海藻才是該多吃的食物。

100g的香菇含醣量較低，約1～3g，另一方面卻**富含膳食纖維、礦物質和維生素**。可以直接炒，也可以在鍋子或土瓶（陶製的壺）中蒸煮，可以盡情享用至吃飽為止。

海藻的含醣量甚至比蘑菇還少，幾乎全部為0g。乾海帶的含醣量稍多一些，但每100g含醣量仍為2g以下。即使是海藻中含醣量最高的烤海苔，每100g也只有2g左右。不過調味海苔通常含有較高醣量的調味料如味醂，因此要多加注意。

膳食纖維分為易溶於水的「水溶性膳食纖維」以及不易溶解的「非水溶性膳食纖維」2種。**水溶性膳食纖維可以減緩餐後血糖上升，同時抑制膽固醇吸收，被認為是難能可貴的物質**。而海帶、海帶芽等的黏液是一種稱為「褐藻醣膠」的水溶性膳食纖維，據說有助於排便順暢，並具有改善腸道環境的功能。

膳食纖維的主要功效

因飲食控制而便祕的人可能是膳食纖維攝取不足。

將脂質、醣類和鈉排出體外

也可望預防及改善肥胖、血脂異常、高血壓、糖尿病等。

改善便祕、整腸功能

寡糖是一種膳食纖維，可以讓腸道的益菌、雙歧桿菌增加。

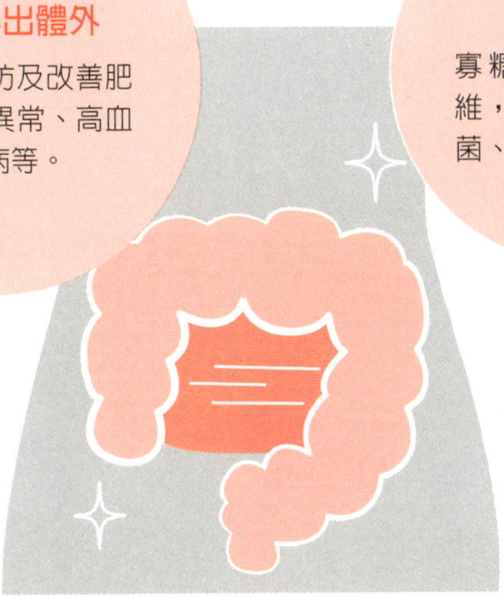

抑制血糖急速上升

可以降低血液中膽固醇值並減緩飯後的糖的吸收。

多吃富含膳食纖維的香菇、海藻

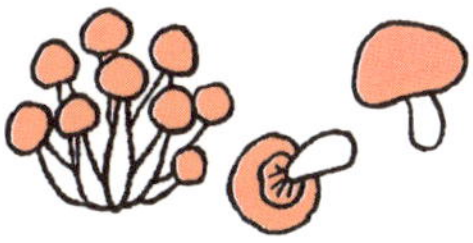

1包杏鮑菇　醣類３g
1包金針菇　醣類１g
1包鴻喜菇　醣類１g
1包香菇　醣類0.6g

海帶芽、海藻、海蘊（水雲）　醣類０g
海帶　醣類０g
烤海苔　醣類1.9g
寒天、羊栖菜（鹿尾菜）（乾燥）醣類0.1～0.4g

〈每100g的數值〉

低醣且能改善排便的強大盟友！

蛋白質是健康長壽的關鍵

疫物質的來源，它在幫助體內產生抗體方面發揮了相當多的功能。也就是說，蛋白質是建構身體的重要原料。

每日蛋白質攝取目標為每1kg體重1．2g以上。如果體重60kg，1天應該吃72g以上的蛋白質，最好能吃到90g（每1kg體重攝取1．5g）。請盡情享用富含蛋白質的肉類、海鮮、雞蛋、豆製品、乳製品等，並繼續低糖飲食。**蛋白質是組成肌肉的營養素，肌力不足的老年人更應該積極攝取。**建議可以先以每餐攝取20g為目標。[25]

蛋白質是建構身體的材料！

低醣飲食建議的方式是多吃蛋白質取代碳水化合物。事實上，自西元2000年以來，日本人的蛋白質攝取量急速減少，現在已經降至與1950年代相同水準。[21]

現在在提倡營養均衡時，提到蛋白質，常被認為「吃太多會損害腎臟」。但是美國糖尿病學會在2013年和2019年發表的指南中明確指出，蛋白質攝取量和腎臟功能之間並沒有因果關係。[22、23、24]

蛋白質是建構**肌肉、皮膚、頭髮及指甲等的材料，同時也是荷爾蒙、代謝酵素及免**

現代人的蛋白質攝取量與70年前的人相同？

根據日本厚生勞動省的調查發現，日本人的蛋白質攝取量自2000年左右開始迅速減少，目前已與二次大戰後的數值無異。在貧困時期，這些數據可能有多報，而在足夠溫飽的現代，則有可能少報。

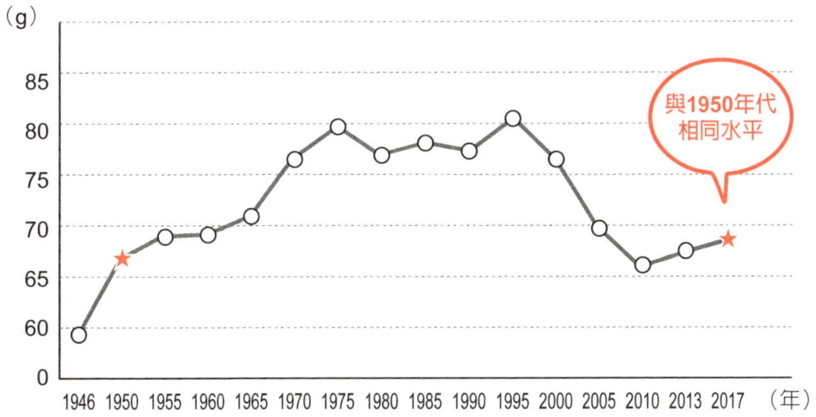

※根據日本厚生勞動省「國民健康・營養調查」資料製成

蛋白質的主要功能

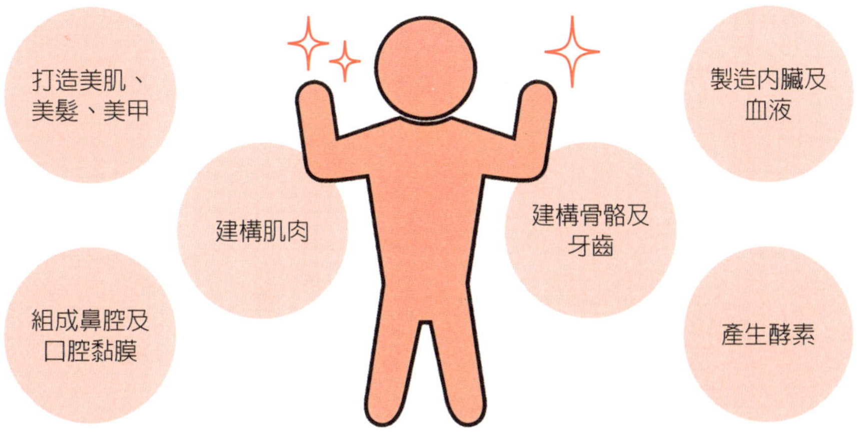
打造美肌、
美髮、美甲
建構肌肉
組成鼻腔及
口腔黏膜
製造內臟及
血液
建構骨骼及
牙齒
產生酵素

第2章

誤解「脂質（油）就是不好的」會導致生病

脂肪和膽固醇指數無關

過去社會曾認為攝取太多脂肪（油脂）對身體不好。當時的說法是攝取油脂後如果不能從血管被身體吸收，就會導致高血脂症，如果油堆積在血管上，就會導致動脈硬化，如果被吸收到體內，則會導致肥胖。

然而，與動脈硬化有密切關聯的低密度脂蛋白膽固醇（LDL cholesterol）卻不一定能透過減少飲食當中的脂肪攝取量來降低。**甚至減少攝取膽固醇，反而會促進肝臟合成膽固醇，進而大量生成脂肪。**美國心臟學會的科學聲明曾指出，關於三酸甘油酯，「脂質攝取量增加，血液中的三酸甘油酯指數更容易下降」。[*26]而美國的飲食攝取標準也在2015年廢除了食品中的膽固醇及脂質標準。[*27]

無論是動物性脂肪或植物性脂肪都能夠安心攝取，但**要避免反式脂肪以及脂質過氧化的舊油**。液態油經過人工凝固所產生的反式脂肪據說與心臟病的發病有密切關聯，美國已於2018年起禁止將其添加至食品。此外，油的老化及氧化均會產生有害物質。**除了使用舊油做菜外，也要小心煎炸時間較長的食物**。

「攝取脂質會造成高血脂」是錯的嗎？

有一項研究檢查了健康的人和糖尿病患者的脂肪攝取量和血液三酸甘油酯數值的變化，結果顯示一個人攝取的脂肪愈多，血液中三酸甘油酯數值就愈有可能降低。

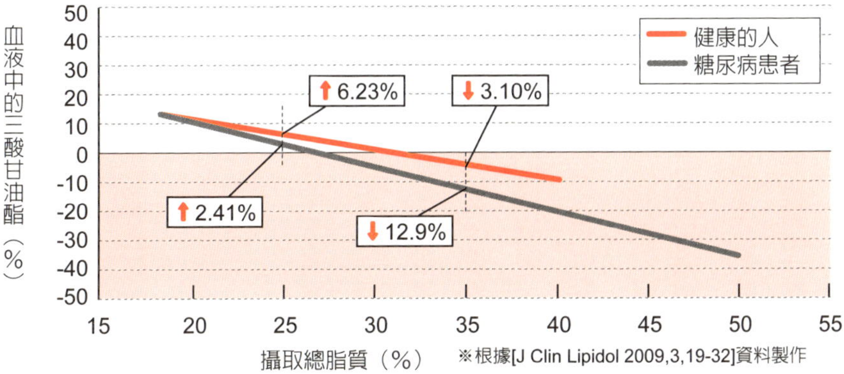

※根據[J Clin Lipidol 2009,3,19-32]資料製作

攝取脂質能預防中風？

有一項研究比較了飽和脂肪酸與心肌梗塞和中風的發生率。儘管日本人的飽和脂肪與心臟病之間的關係尚不明確，但研究發現增加飽和脂肪的攝取量可以降低中風的風險。

飽和脂肪酸與心肌梗塞的關聯

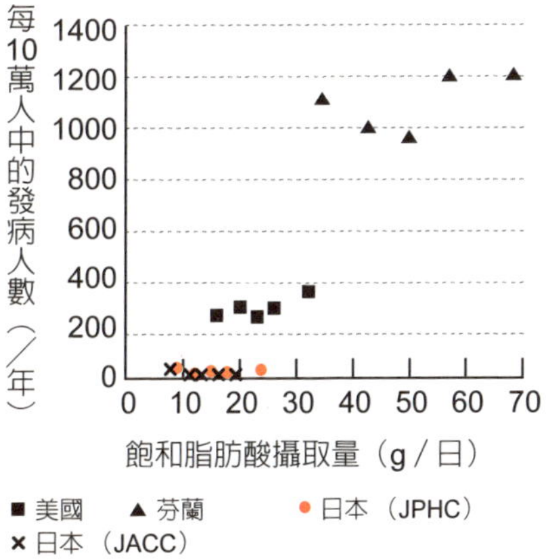

飽和脂肪酸與中風的關聯

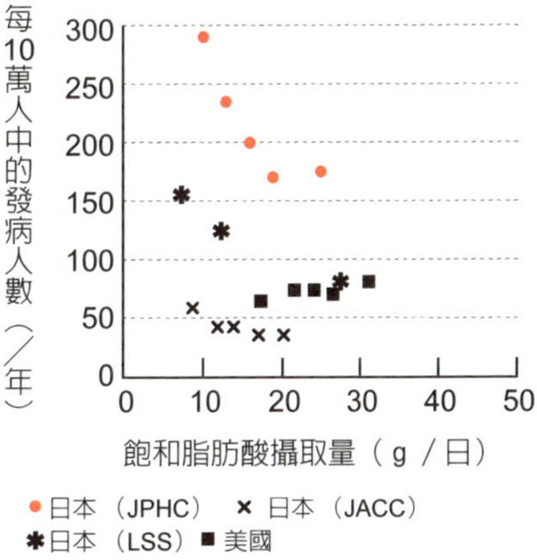

※根據[Eur Hedrt 2013,34,1225-1232]資料製成

多吃肉、魚、奶油和油脂

連肥肉也可以吃！

過去人們曾經認為，攝取太多肉類和奶油等富含飽和脂肪酸的動物性脂肪可能會導致動脈硬化，讓人更容易罹患心肌梗塞和中風。然而，2015年美國修正了飲食攝取標準，明訂「不限制食用油的攝取量，因為減少攝取食用油與預防心臟病或肥胖無關聯」。[28]

此外，考慮到日本人當中飽和脂肪酸攝取量與中風之間的關聯性，**多吃肉和奶油等動物性脂肪是有好處的，魚油也是如此。**在一項針對「Omega-3（DHA和EPA）」魚油的相關調查中發現，充分攝取魚油的組別比控制攝取量的組別有更高的生存率。[29]

肉類和海鮮中的主要營養成分是蛋白質和脂肪。**蛋白質是建構身體的重要成分，脂質是比醣類更有用的能量來源，也是用來產生細胞膜和荷爾蒙的材料。**飲食控制的過程中通常很容易避免攝取肉類脂肪，但因為脂肪能夠幫助其他營養素作用，更應該積極攝取。

然而，**肉類和魚類加工製品，如香腸、培根和竹輪等，含有大量的糖和鹽**，因此在食用前確認營養成分標示相當重要。

可以多吃肉類和海鮮

肉類和魚是提供蛋白質的重要來源。

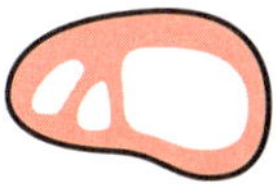

例）牛肉 （各部位） 100 g 【醣量 0 ～ 0.6g】
豬肉 （各部位） 100 g 【醣量 0 ～ 0.3g】
雞肉 （各部位） 100 g 【醣量 0 ～ 0.1g】

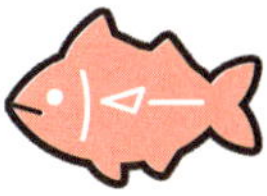

例）竹筴魚 100 g 【醣量 0.1g】
鰹魚 100 g 【醣量 0.1g】
章魚 100 g 【醣量 0.1g】

例）海瓜子 100 g 【醣量 0.4g】
蛤蜊 1 顆 【醣量 0.3g】
蜆 10 顆 糖 【醣量 0.2g】

要注意這些！

加工製品也可能添加醣類作為調味料。

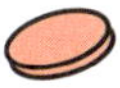

烤火腿 1 片【醣量 0.3g】

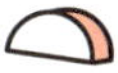

魚板 1 片【醣量 1.3g】

竹輪 1 根【醣量 14g】

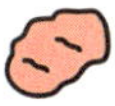

雞塊 1 個【醣量 3g】

脂質要選擇品質優良者

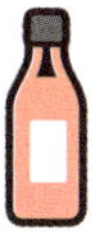

油類

橄欖油、芝麻油、菜籽油
【全部都是醣量 0g】

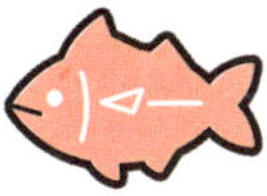

魚類

富含EPA（二十碳五烯酸，Eicosapentaenoic acid）及DHA（二十二碳六烯酸，Docosahexaenoic acid）。

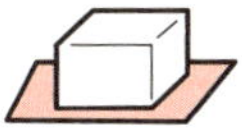

奶油

有鹽奶油100g
【醣量 0.6g】

要注意這些！

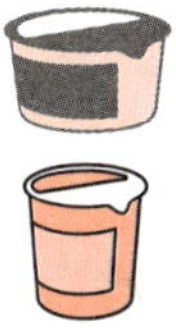

・起酥油
・速食食品
（有害健康的高反式脂肪酸含量食物）

雞蛋的營養滿分

雞蛋是富含營養、值得推薦的食材。

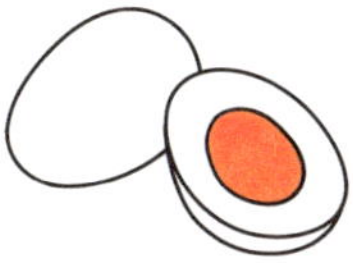

雞蛋 1 顆 （M 號中蛋約 60g）
【醣量 0.2g】

雞蛋水煮後加入美乃滋，可以連脂質一起攝取！

低醣飲食的效果第1餐就可見！

無需改變生活方式就能成功減重

低醣飲食在每次餐後，都能改善餐後高血糖。換句話說，在開始採取低醣飲食的第1餐就能看到效果。**如果繼續堅持，3個月後，飯前因空腹而升高的血糖值也將下降，一整天的血糖都很穩定**，血糖的改善率約達80%。實際上，將受試者分為限制卡路里飲食組、以及低醣飲食組，分別進行飲食指導，結果顯示只有低醣飲食組的血糖值獲得改善，且三酸甘油酯也跟著改善了。

此外，只要開始限制醣類的攝取量，2、3天內體重就會明顯減輕。這是因為過去與醣類一同攝取的鹽分也同時減少攝取了，因此囤積在體內的多餘水分就跟著減少。身體儲存過多的水分並非好事，所以在減少體脂肪的同時，這可說是「如虎添翼」般的效果。透過控制醣量而瘦身，身體也會轉變為消耗脂肪作為能量，而非消耗糖。

曾有位被診斷出罹患糖尿病的40多歲男子，在開始實施低醣飲食3個月後，檢測空腹血糖時發現數值從278mg/dL下降到157mg/dL。**生活習慣完全不需改變，只要將醣類換成脂質、蛋白質及膳食纖維，身體就能變得舒暢**，持續進行絲毫不勉強的飲食方式，這可說是一個正面的案例。

體重下降，數值也改善！

持續低醣飲食後發現，血糖值和血紅素都出現改善效果，身體變輕了，飲食控制也成功了。

	空腹血糖（mg/dL）	HbA1c（%）	體重（kg）
52歲女性（7月～12月）	286 → 109	12,2 → 6.9	87.5 → 82.3
61歲女性（3月～9月）	170 → 118	7.1 → 6.2	58.4 → 55.0
62歲男性（6月～12月）	135 → 125	7.0 → 6.5	97.0 → 89.6
73歲男性（1月～7月）	183 → 112	8.0 → 6.2	60.0 → 59.5

低醣飲食的6大振奮效果

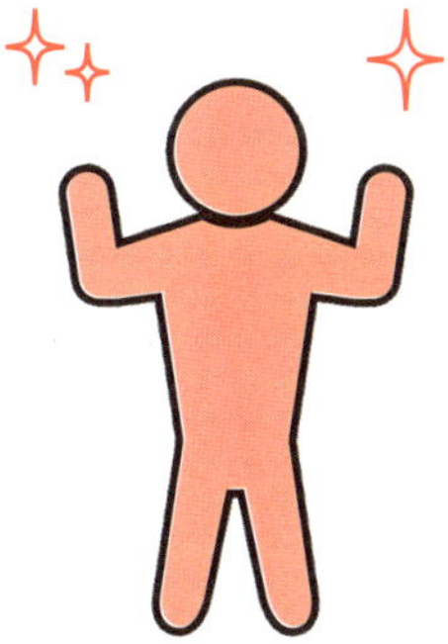

①消除及預防肥胖

不會營養不良，也不會因忍耐飢餓而反彈，可以健康地瘦下來。

②可以從代謝症候群畢業

據說有代謝症候群的人比健康的人罹患腦中風及心臟病等疾病風險要高出30倍。

③永遠保持年輕

多餘的醣類與蛋白質結合後就會產生糖化，進而產生「老化物質」AGEs（糖化終產物）。

④預防癌症

高血糖以及身體血糖值的劇烈變化會造成身體氧化，這也是致癌的原因之一。

⑤預防失智症

血糖劇烈變化會傷害內皮細胞，導致腦細胞死亡。

⑥提升專注力

減少餐後或白天困倦，提高睡眠品質。心情不容易感到焦慮，工作表現也會提升。

從早到晚的減肥菜單範例

讀到這裡，即使讀者們知道低醣飲食的好處，但要馬上實踐卻很困難。本頁將介紹易於仿照的菜單範例。

工作忙碌的上班族 A小姐（30幾歲女性）	生活作息不太規律，不喜歡做飯，外食居多。非常關心皮膚粗糙乾燥等美容問題。

早上 水煮蛋和無糖優格

建議吃加上美乃滋的水煮蛋，無糖優格中加入堅果或橄欖油。

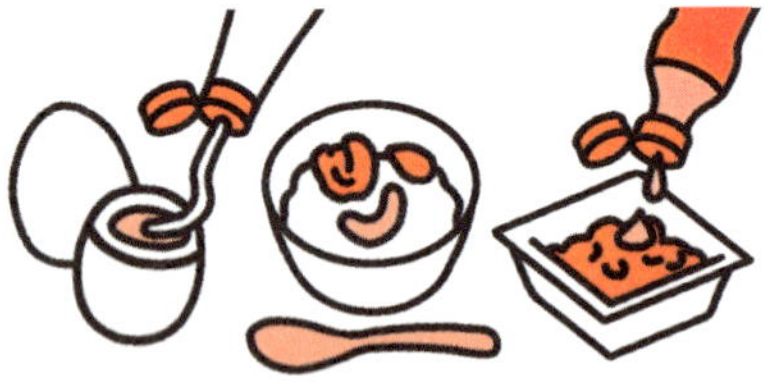

中午 配料豐富的三明治

便利商店的火腿三明治或雞蛋三明治含醣量約30g。再加上沙拉或炸雞塊更好。

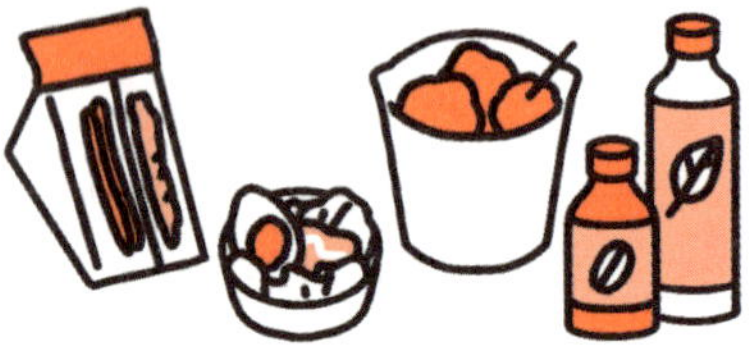

點心 片裝巧克力1/3片

片裝巧克力1/3片加上烘烤綜合堅果。堅果吃很多也沒問題。

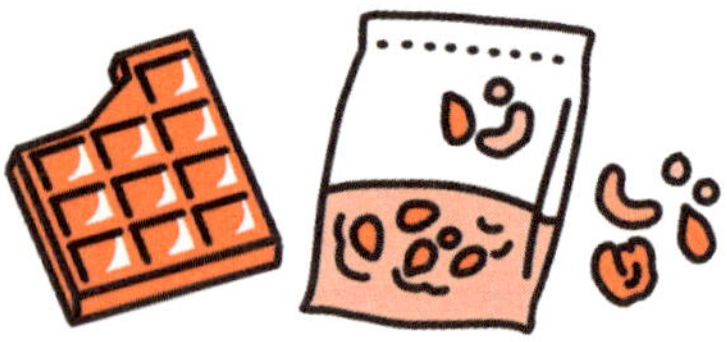

晚上 省時的菜單輕鬆解決

減少義大利麵的麵量，加入大量蔬菜，再加上市售的奶油蛋黃醬。也可以利用鯖魚罐頭或沙丁魚罐頭等低醣罐頭食品。

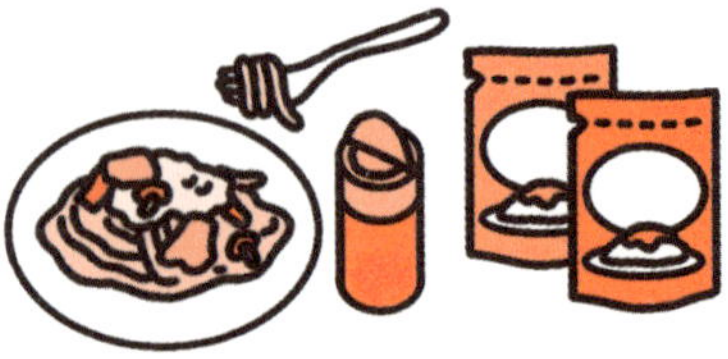

很喜歡碳水化合物
B先生（30幾歲男性）

每天晚餐大多是和公司同事或朋友喝一杯，來碗最後的拉麵也是不可少的環節。最喜歡吃飯或麵類等碳水化合物。

早上 雞蛋和香腸

早餐攝取脂質和蛋白質，可以預防白天和晚上血糖上升。吃1片麵包，再多吃一些香腸就會有飽足感。

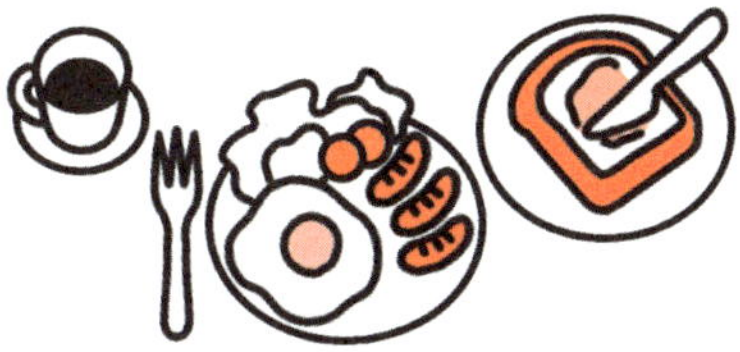

中午 減少主食量，配菜量加倍

將飯或麵等主食減少一半，多加一份沙拉或1種小菜。少吃主食，肉類配菜加倍，分量足夠而且吃起來也會很滿足。

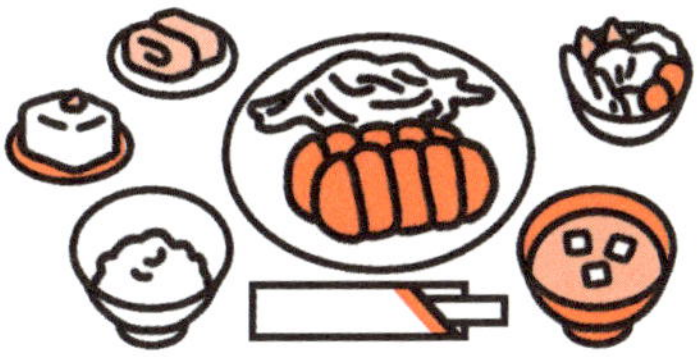

晚上 3天1次在家喝酒

在居酒屋點肉類的下酒菜，拉麵每週吃1次。試著3天1次在家喝酒，用起司或蔬菜當下酒菜。沾著美乃滋吃，也能提升滿足感。

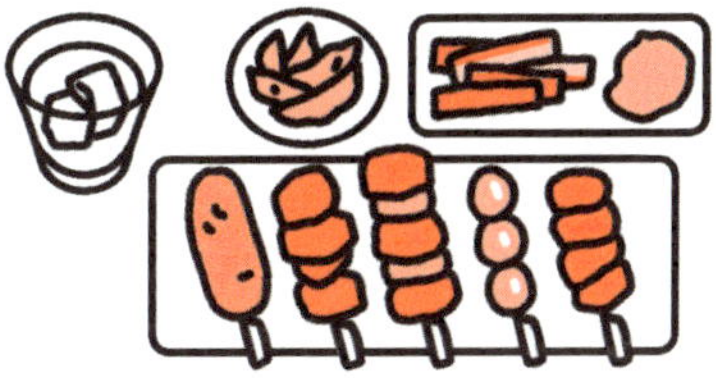

宵夜 堅果類或起司

如果覺得飢餓，就吃膳食纖維豐富且低醣的堅果。堅果類的脂質很多，脂質能抑制血糖上升。想喝酒的話可以喝杯紅酒。

飲食順序比吃什麼更重要

限制醣類的密碼「碳水最後」

一般眾所周知的健康吃法，就是先吃蔬菜的「蔬菜優先」法。*30 然而，**低醣飲食建議的是最後再吃醣類含量高的主食或甜點，也就是「碳水（碳水化合物）最後」法**。更有報告指出，吃東西的順序如果是魚→米、或肉→米，比起順序是米→肉，其血糖較不會上升。*31

碳水最後吃之所以血糖上升較為緩慢，是因為**先攝取脂質（油）或蛋白質，促進胰島素分泌的荷爾蒙「腸泌素」就會變得活躍，能夠抑制血糖上升**。此外，膳食纖維在腸道細菌的作用下會轉變為短鏈脂肪酸，接著也會分泌腸泌素。

碳水最後還有另一個優點。**吃大量的配菜後，要吃主食時就已經有飽足感**。如此一來，只要吃少量主食就可以。吃主食的時間也很重要，理想狀態是開始用餐後30分鐘。習慣晚餐喝一小杯酒的人，如果吃配菜慢慢喝酒，30分鐘就會過得很快。

不過，別忘了要小心含醣量高的酒精飲料（詳情請參閱第106頁）。在忙碌的早晨或是時間有限的午餐也許會有困難，但建議還是給自己20分鐘的時間。

碳水最後比蔬菜優先更好

下表是依照進食順序調查的血糖數值。調查內容分三組：先吃碳水化合物（碳水優先）、米飯和湯類及配菜按順序輪流少量進食（三角吃法）、碳水化合物最後吃（碳水最後）。

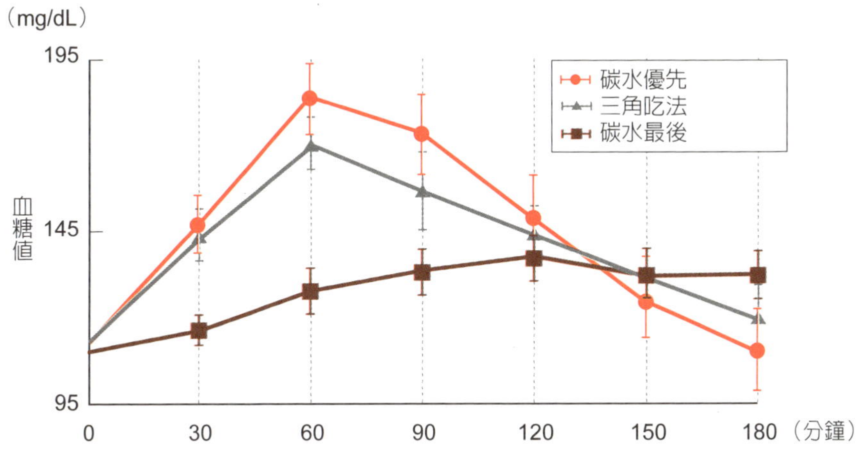

※根據[J Clin Lipidol 2009,3,19-32]資料製作

碳水化合物以外的飲食順序可自由選擇

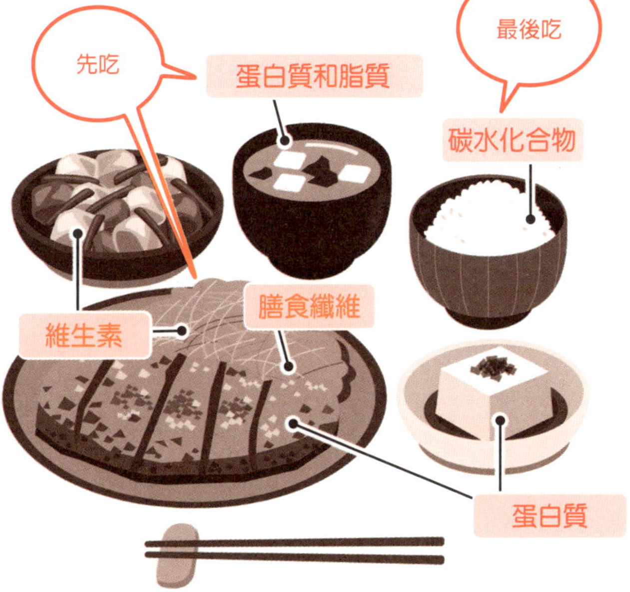
先吃
蛋白質和脂質
最後吃
碳水化合物
膳食纖維
維生素
蛋白質

早上吃水果NG！不讓血糖上升的早餐是？

現在愈來愈多人早餐選擇蔬菜綠拿鐵。綠拿鐵可以獲得一小部分營養素如維生素和礦物質。雖然熱量低，但也可能因為**缺乏熱量和蛋白質而導致肌肉無力**。此外，如果在綠拿鐵當中添加蜂蜜或水果，那又會同時大量攝取果糖和葡萄糖。

早餐一定要**積極攝取富含脂肪、蛋白質和膳食纖維的食物**，如火腿、香腸、水煮蛋、堅果等。優格的話可以選擇高脂優格，然後選低醣量的麵包，再塗上大量奶油。

記得「早上不要吃水果」

歐洲有句諺語「早晨的水果是黃金」，意思是早餐吃水果對健康有益，但在限制醣量方面這是不正確的。

如本書第73頁的圖表所示，以生物週期而言，早上會**分泌很多讓血糖上升的荷爾蒙**。也就是說，就算不吃早餐，身體也有讓血糖上升的功能。[*32] 這時候如果吃水果，血糖值就會進一步升高。雖然**水果中的果糖不會立刻讓血糖升高太多，但如果習慣性在早上攝取，最終會讓血糖上升的幅度超過葡萄糖**。

早餐最好不要省略

下圖為1天的血糖變化表。血糖值最容易升高的是早餐飯後，這是因為空腹時間長而發生的黎明現象（Dawn Phenomenon，由於夜間的胰島素反調節荷爾蒙分泌增加，導致清晨時血糖上升）。

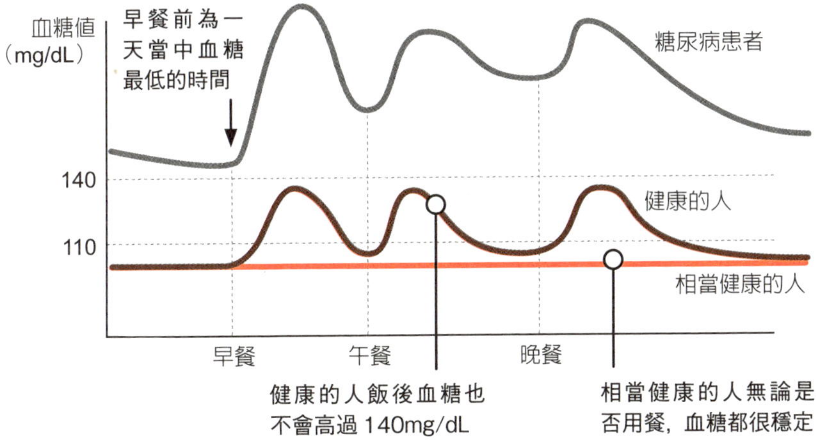

早餐菜單注意事項

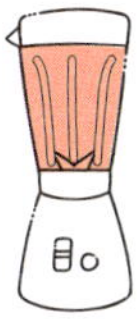

手作綠拿鐵

雖然可以攝取維生素及礦物質，但……

↓

⊕ 也要攝取蛋白質和鈣質

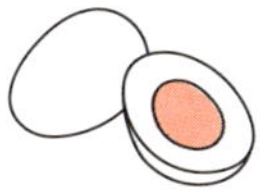

水煮蛋

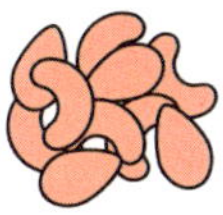

堅果

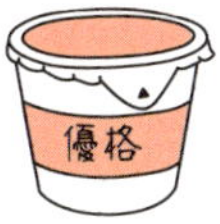

優格

注意這裡！

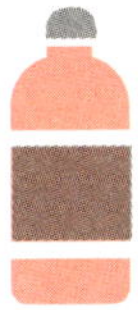

蔬菜汁

市售商品的醣量出乎意料的高，要好好看營養成分表，有些會除去膳食纖維。

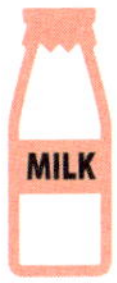

牛奶、豆漿

兩者都是每200ml約含10g醣，標準攝取量大約為1杯。

吃低醣食物來攝取碳水化合物

方便又便宜的低醣食品逐漸增加

限制醣量是為了打造健康的身體，而現在**因為更多人意識到這個觀念，各大食品製造商紛紛推出低醣商品**。由於過去開發低醣食品的廠商很少，只能靠網購購買，價格也不便宜。但最近在超市或便利商店也都能輕鬆買到標榜「低醣」的商品，價格合理的商品也愈來愈多。

不肯接觸限醣的原因之一，是因為誤會限醣就必須忍耐不吃自己最喜歡的白米飯、麵包、麵食、甜食等，應該很多人對「忍耐」這個詞感到不安。**那麼如果將這些喜歡的食物換成現在市售的低醣食品呢？**如果烏龍麵、拉麵和義大利麵的醣量減半，那就可以跟之前一樣，吃一人份的餐點。而且經過食品製造商的努力下，最近的低醣商品無論在味道或口感都無可挑剔。

然而，如果因為低醣而放鬆警惕，吃得太多，就有醣類過量的風險。此外，**還有一些與低醣含義相似的詞，例如「醣類off」和「減醣」等**，購買時一定要確實確認商品含醣量（克，而不是%）。

想吃飯、麵包、麵食的時候就運用低醣食品

這裡標示的醣含量是以市售產品為例。醣含量因產品而異，購買前請確認營養成分標示（本書第76～77頁）！「低醣標誌」會標示在每份含有20至40克醣類的「低醣商品」上。由於醣量都有明確標示，只要購買前確認清楚就可以放心！

一般米飯1碗
（約150ｇ）
【醣量57ｇ】
↓
低醣米飯1碗
（約150ｇ）
【醣量35.0ｇ】

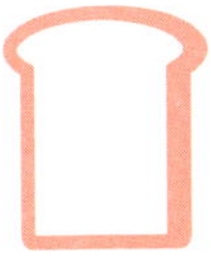

一般6片裝吐司
1片（約70ｇ）
【醣量29.5ｇ】
↓
低醣吐司1片
【醣量5.5ｇ】

一般蕎麥麵1團
（230ｇ）
【醣量62ｇ】
↓
低醣蕎麥麵1份
（150ｇ）
【醣量18.5ｇ】

符合低醣條件的商品認證標誌。

以這個標誌為目標

在便利商店或超市都能輕鬆買到

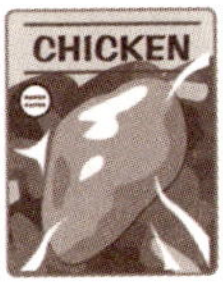

舒肥雞胸
100g
【醣量0ｇ】

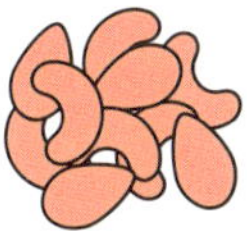

綜合堅果
80g
【醣量3.6ｇ】

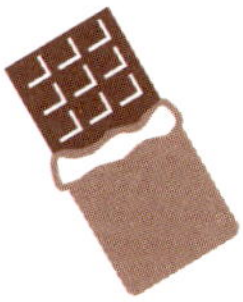

牛奶巧克力
5顆
【醣量9.8ｇ】

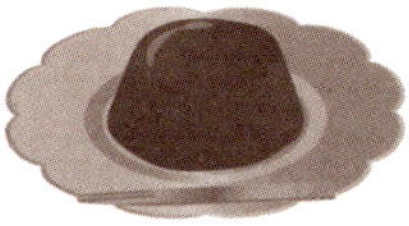

水羊羹
1個
【醣量3.8ｇ】

不自己煮也OK！能夠做到低醣

飲食不增重的第一步
養成閱讀營養成分標示的習慣

確認醣類含量就可以放心吃

要落實低醣飲食，最重要的就是**食品的營養成分標示**。日本在2020年4月開始，全面實施新的食品標示制度，自此營養成分標示就開始強制執行。因為這項制度，現在日本所有包裝食品上都清楚標示營養成分。必須標示的項目包含**熱量（能量）、蛋白質、脂質、碳水化合物、鈉（相當於食鹽含量）**。

碳水化合物有時候會將醣類和膳食纖維分開標示，這是因為商品想傳達出「低醣」或「高膳食纖維」的訊息。反之，如果沒有標示細節，那麼可以將所有的**碳水化合物含量視為相當於醣類含量**。

這裡要注意的是**成分標示中的基準量**。基準量依產品不同而異，有1袋、1個、100g等。如果沒有仔細確認基準量，誤以為醣類含量低，那麼就有可能弄錯攝取量，因此要多留意。

另外還有一件經常被忽略的事，就是飲料中的含醣量。500ml的可樂含有超過50g以上的醣，這幾乎相當於一碗米飯的量。蘋果西打和運動飲料等甜的飲品也是高含醣。無論產品看起來多麼健康，還是要仔細確認營養成分標示。

閱讀營養成分標示的方式

營養成分表
每1袋（35g）

熱量 214kcal
蛋白質 3.2g
脂質 17.2g
碳水化合物 13.5g
鈉 40mg

成分：巧克力、杏仁果、椰子、榛果、水麥芽、砂糖／乳化劑、甜味劑、光澤劑、增稠劑、（含小麥、牛奶成分、大豆）

標示出來的數字需確認是商品整體含量或是部分含量。

鈉含量有些以等量鹽分（食鹽）含量標示。

碳水化合物是膳食纖維和醣類合計的量。當分開標示時，碳水化合物可視為等於醣類含量。

成分表以所含成分的多寡順序記載，如果砂糖標示在比較前面，就要注意。

要注意飲料！

OK

無糖飲料

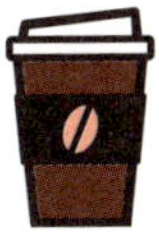

咖啡 100g
【醣類0g】

紅茶、煎茶 100g
【醣類0～0.3g】

NG

甜的飲料

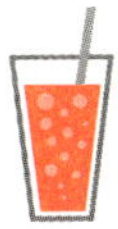

蘋果汁
（純果汁）200g
【醣類23.6g】

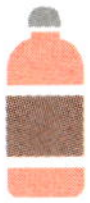

運動飲料
500ml
【醣類25.5g】

相當於5～8塊方糖！

不要被「不含砂糖」或「無糖」標示迷惑

要留意醣類和糖類的差異！

隨著社會健康意識增強，標榜「零醣」的產品在超市和便利商店裡排列得整整齊齊。雖然有這些產品很值得感謝，但**它們並不等於「低醣量」的定義**。

更需要注意的事情是，許多產品都有類似「零醣」和「低醣」等標示。當中最令人困惑的標示就是「零糖」和「低糖」。這些詞彙很相似，但定義完全不同。「醣類」是碳水化合物的一種，也是人體的能量來源。另一方面，「糖類」是「醣類減去三種以上的糖並去除其他物質」後的總稱（參考本書第11頁），它們會讓血糖上升。

「零糖」的定義是每100g食品中含糖量低於0．5g，而「低糖」的定義為每100g食品中糖含量低於5g。**即使糖類含量為零，醣含量也不是零**。日本消費者廳的營養成分標示指南不包含任何有關低醣含量的規定。因而有相當多的產品標示強調的是「糖類」，小心不要被這類標示迷惑。

然而，就飲料而言，如果標示「零糖」，**主要使用的糖醇（醣類）不會讓血糖升高，因此確實可以放心相信它是零醣**。

零醣、低醣……哪裡不一樣？

路上隨處可見「零糖」「低糖」等相似的詞語，但它們的意思卻不同，購物和選擇三餐時要小心。

○ 吃了沒問題的食品

不含醣（醣類free）

獨立於日本消費者廳的營養成分標示指南，指每100g（100ml）的食品或飲料當中，醣類含量低於0.5g。含醣量最低，幾乎是零。

減醣（醣類off）

獨立於日本消費者廳的營養成分標示指南，當與對照產品相比差異為25%以上時使用。通常會加上數字，以「●% off」的方式標示。

低醣

指比一般食品的含醣量低，與醣類off的概念幾乎相同。同樣獨立於營養成分標示指南。

▼

不容易讓血糖上升

✕ 要注意的食品

不使用砂糖

意思是在加工時不使用砂糖的產品。但有些會使用葡萄糖，可能會引起飯後高血糖。

低糖、微糖、控糖、減糖

標榜「微、低」等的商品，是指每100g食品中所含糖類為5g以下，每100ml的飲料當中所含糖類為2.5g以下。這裡的標示模糊不清讓人難以辨識是醣類或糖類，但幾乎沒有只是含糖量較低、但醣類含量卻很高的惡意產品。

無添加糖、無糖、不含糖、零糖

每100g（100ml）食品中，糖類（單糖類及雙糖類）含量未達0.5g者，可以用「zero、無、non、less、free」等標示，有時也會添加多糖類或醣醇。雖然醣醇幾乎不會影響血糖數值，但是麥芽糖醇確實會影響血糖。

▼

有可能讓血糖上升！

POINT

每一種都要確認「g」的數值，而非「%」

外出用餐時如何選擇餐廳和菜單

甚至吃漢堡也沒問題！

外出用餐要實踐低醣飲食並不難。先從官方網站等掌握餐廳菜單中的含醣量，就可以享受美味的食物。最簡單的方法就是，**如果吃套餐，可以先從米飯開始減少，並積極添加1項低醣配菜如日式冷豆腐或日式炸雞塊（唐揚炸雞）**等。最近一些連鎖牛丼餐廳也推出了用豆腐或高麗菜代替米飯的菜單。

日本料理雖然給人健康的印象，但由於**經常使用大量的味醂和糖來調味，所以含醣量較高。建議可以吃西餐，西餐幾乎不使用任何甜味劑調味，且餐點多為調味清淡的肉和魚，可以攝取大量的脂質和蛋白質。**

在限制熱量和脂肪的飲食法當中，漢堡常被認為是NG食品，但低醣飲食吃漢堡是OK的。雖然每間店略有差異，但漢堡胚（麵包）的醣量約為30g。這樣的量在1餐攝取醣量20~40g的範圍內，所以如果謹慎選擇漢堡內餡以及配菜內容，將總醣量控制在40g以內就沒問題。**有麵衣的炸物配肉醬、或照燒類等甜的調味的食品，這些通常含醣量較高，因此要特別留意**。有些漢堡店可以將漢堡胚換成低醣麵包，聰明地搭配這些選擇，就能好好享受外食的樂趣。

外出用餐要實踐低醣飲食的話

外出用餐很容易會覺得不好實踐低醣飲食，要好好選擇餐廳和菜單，留意攝取過量的醣類。可以同時確認餐廳官網上的營養成分表。

漢堡店

炸薯條為高醣食品，要避開

1個漢堡胚的醣量約為30g。可以選擇肉、蛋、起司等配料。要避免油炸類或照燒類等甜的調味的品項。

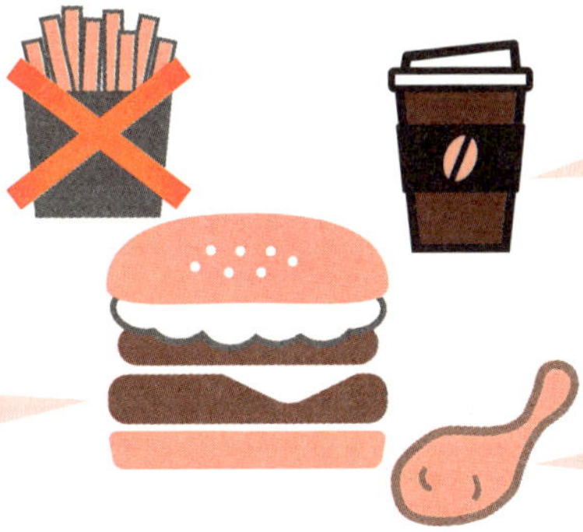

飲料選擇無糖咖啡或茶

配餐選擇炸雞或沙拉

牛丼餐廳

選擇只有牛丼飯的配肉「牛肉」加上雞蛋、或是單點烤魚即可。

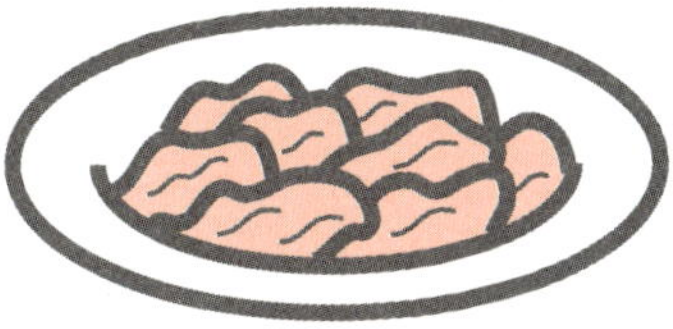

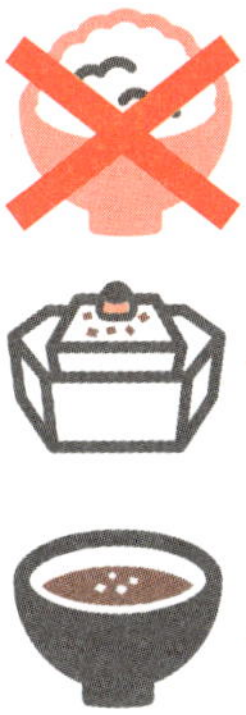

米飯選擇小碗或減半

配菜選擇日式冷豆腐或納豆、沙拉

附味噌湯。豬肉味噌湯含馬鈴薯要留意。

OK

・西餐廳　・家庭餐廳

少吃麵包，多吃主餐則佳

NG

・日式餐廳　・中華料理餐廳

醬油、味醂等含醣量高的調味料較多

COLUMN 3

「糖尿病不代表肥胖」

日本人就算不胖，也有糖尿病的風險！？

有些人可能會認為「肥胖的人更容易罹患糖尿病」，但**實際上，日本患有糖尿病的人並不像歐美人那樣肥胖**。日本虎之門醫院在研究糖尿病患者的數據時發現，患者的身體質量指數BMI（體重÷身高÷身高）平均為24.4。而在日本，BMI超過25則被視為肥胖（本書第1章第29頁）。＊也就是說，**日本人就算不胖，也有很多人罹患糖尿病**。

西方人分泌胰島素的能力很好，當吃了一餐攝取的醣類含量高，就會分泌大量胰島素，迅速地將糖帶入脂肪細胞，這就是為什麼西方有這麼多肥胖患者。

另一方面，日本人分泌胰島素的能力較差，分泌很快就跟不上需求，無法帶到脂肪細胞的糖分就滲透到血液中，造成高血糖。**不要認為自己不胖，就疏忽大意，仍然要小心不要攝取過量醣類**。

＊J Diabetes Investing 2015; 6（3）:289-294

第3章

碳水化合物相關疑問

有關攝取過多碳水化合物引起的疾病、

醣類含量出乎意料多的食品、

以及喝酒或吃零食的時候該如何攝取

碳水化合物等相關問題，

都將在本章進一步詳細說明。

什麼是「可獲得的碳水化合物」？

如果對碳水化合物進行詳細分類……

過去無法直接測量碳水化合物的重量，因此在標示營養成分時，總是以食物總重量減去其他營養素和水的重量後，當作碳水化合物的重量。不過，2015年日本文部科學省修訂了「日本食品標準成分表」（第七次修訂），公布了「可獲得的碳水化合物」。**可獲得的碳水化合物是指可用作能量的碳水化合物**，包括澱粉（多醣類）、葡萄糖和果糖等單醣類、蔗糖和乳糖等雙醣類、以及一部分的寡醣類，這些醣類每公克熱量為3．75大卡以上，且都會讓血糖升高。**而本書將這些可獲得的碳水化合物稱為醣類**。

另一方面，醣類這個詞是第四次修訂的日本食品標準成分表（1982年）中所用的詞彙，它用來指除去膳食纖維的碳水化合物。醣類包含了像醣醇這種熱量幾乎為零※，不會讓血糖上升的物質，但可獲得的碳水化合物卻不包含醣醇。**這表示可獲得的碳水化合物本來就與醣類不一樣**。

再者，日本食品標準成分表在2020年又全面修訂（第八次修訂），碳水化合物的分類等也有所改變。修訂後的成分表中，醣類的熱量由每1公克4大卡改為3．75大卡。

※麥芽糖醇是糖醇當中的例外，每1公克有3大卡的熱量，其升醣作用約為葡萄糖的一半。

什麼是可獲得的碳水化合物

可獲得的碳水化合物是指體內可以利用（可消化吸收）的碳水化合物。把它想像成醣類減去糖醇就可以很容易理解了。

可獲得的碳水化合物 = **醣類** − **糖醇**

（糖醇）不易消化吸收，有別於可獲得的碳水化合物。

可獲得的碳水化合物有3種

例）白米（一般米）每 100g 可食用部分

碳水化合物					
可獲得的碳水化合物			膳食纖維總含量	糖醇	碳水化合物
可獲得的碳水化合物（等量單醣）	可獲得的碳水化合物（以質量計算）	以扣除方式得到的可獲得的碳水化合物			
38.1g	34.6g	36.1g	1.5g	——	37.1g

可獲得的碳水化合物（等量單醣）

作為能量的利用性較高，指將澱粉、單醣類、雙醣類換算成單醣質量後的總合，通常在計算能量時使用。等量單醣的可獲得碳水化合物是用直接合計質量的可獲得碳水化合物加水分解後計算出來，所以重量變重的原因是分解時所加入的水的重量。

可獲得的碳水化合物（以質量計算）

直接分析或推算澱粉、葡萄糖及果糖等可獲得的碳水化合物的質量，將這些質量總和計算。在計算攝取量時使用，概念上最接近醣類。此外，針對日本文部科學省尚未測量可用碳水化合物的食品，只能以扣除的方式標示數值。

以扣除方式得到的可獲得碳水化合物

每100g食品當中，扣除水分、蛋白質、脂質、膳食纖維總含量、有機酸、灰分、酒精等後所得到的數值。

※根據日本文部科學省「日本食品標準成分表2020年版（第八次修訂）」製成

實際上可獲得的碳水化合物含量相當少的食品是……

牛蒡	天然起司（奶油）
每100g有1.1g	每100g有2.5g

本書第118～126頁的「食品別碳水化合物含量一覽表」中標示的可獲得的碳水化合物含量為以等量單醣計算之數值，當不清楚該食品的等量單醣量時，則採用扣除法得到的數值標示。

血糖異常可能導致嚴重疾病

改善血糖是預防疾病的最佳方式

日本人每6人當中有1人被診斷出血糖異常，如果**把範圍限定在40歲以上的日本人，血糖異常的比例每3～4人當中就有1人**。

血糖異常者是指「強烈懷疑患有糖尿病」以及「無法排除可能患有糖尿病」的人。如果一個人沒有在「無法排除可能性」的「糖尿病預備患者」階段改善血糖數值，那麼嚴重的疾病就在不遠處等待。首先，大血管內會開始動脈硬化，最終導致冠狀動脈疾病等與心臟病和中風等危及生命的病症。此外，在流行病學上，被歸類為「糖尿病」的「強烈懷疑患者」，其微血管也會受到損害，併發影響神經、眼睛及腎臟的**「糖尿病周邊神經病變」「糖尿病視網膜病變」「糖尿病腎臟病變」等**。包含動脈硬化在內，一旦發生這些血管疾病，據說就很難完全康復。

此外，高血糖也會增加罹患癌症的風險。以大腸癌、肝癌、胰臟癌的發生機率來看，糖尿病患者比一般健康的人罹患癌症的風險高出1．4～2．0倍。

所謂「代謝多米諾骨牌」的負面連鎖疾病鏈，開端就是飯後高血糖等血糖異常。即使現在沒有任何主觀症狀，好好實踐低醣飲食，讓血糖維持穩定就是最好的預防措施。

攝取過多的碳水化合物（醣類）會導致疾病

攝取過多碳水化合物已成為一大問題，日本人罹患糖尿病和血糖異常的人數不斷增加。

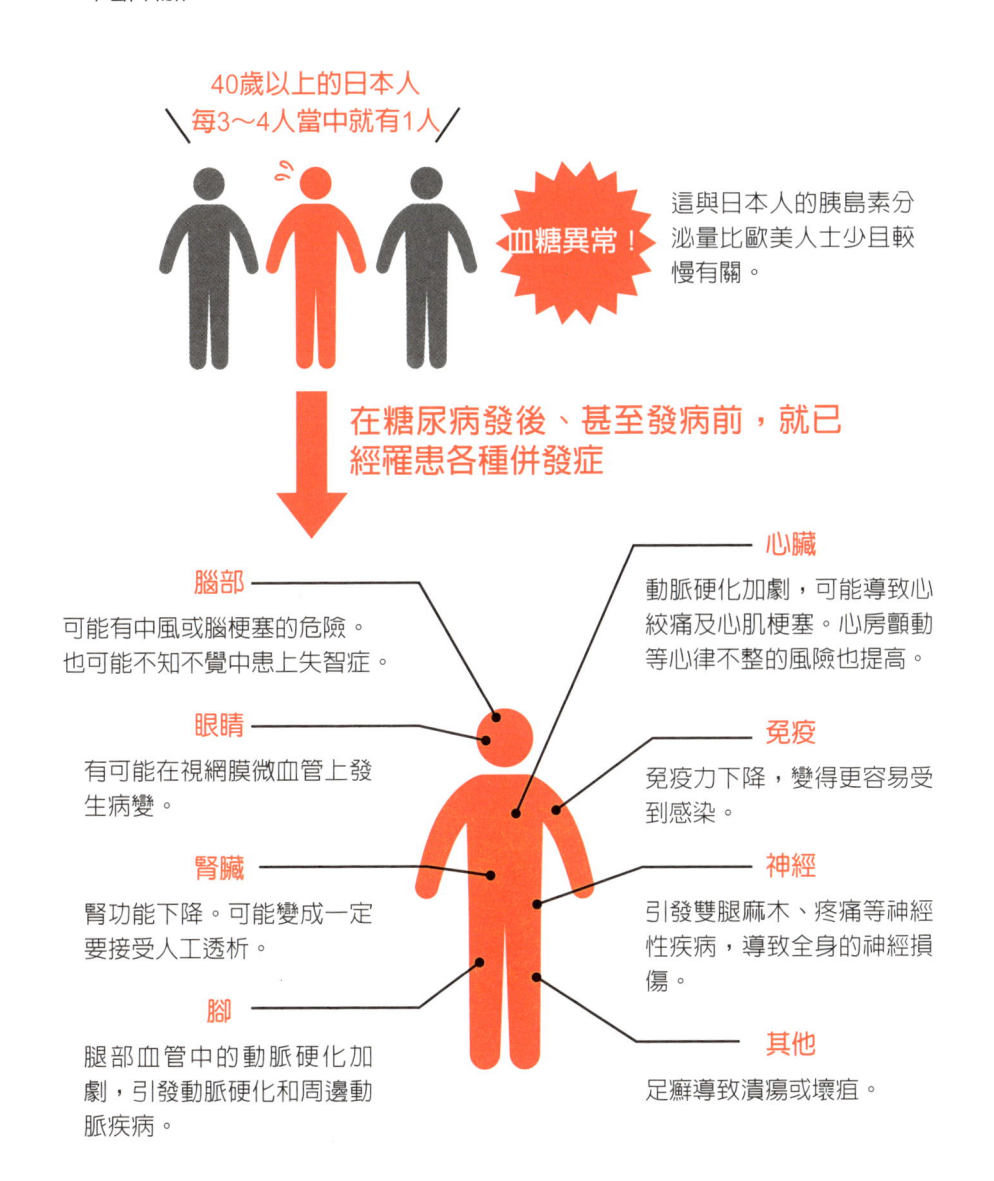

40歲以上的日本人
每3～4人當中就有1人

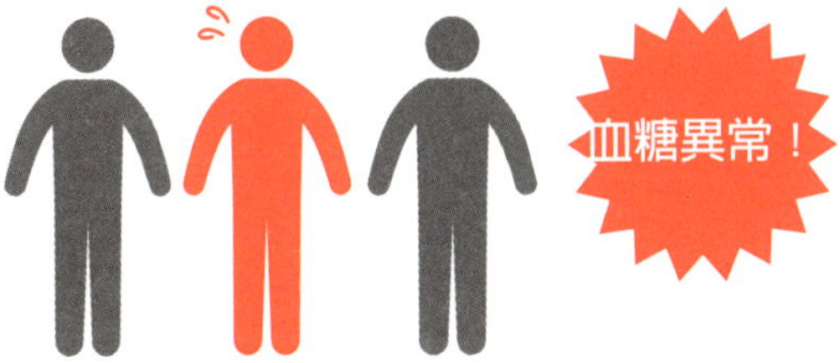

這與日本人的胰島素分泌量比歐美人士少且較慢有關。

在糖尿病發後、甚至發病前，就已經罹患各種併發症

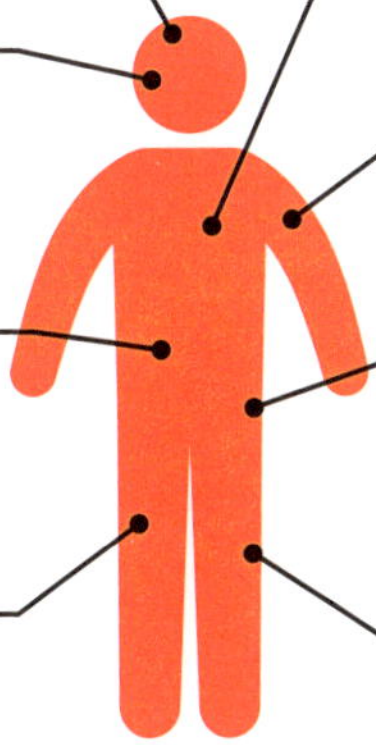

腦部

可能有中風或腦梗塞的危險。也可能不知不覺中患上失智症。

眼睛

有可能在視網膜微血管上發生病變。

腎臟

腎功能下降。可能變成一定要接受人工透析。

腳

腿部血管中的動脈硬化加劇，引發動脈硬化和周邊動脈疾病。

心臟

動脈硬化加劇，可能導致心絞痛及心肌梗塞。心房顫動等心律不整的風險也提高。

免疫

免疫力下降，變得更容易受到感染。

神經

引發雙腿麻木、疼痛等神經性疾病，導致全身的神經損傷。

其他

足癬導致潰瘍或壞疽。

血糖值是預防老年臥床不起和失智症的關鍵

透過改善血糖來抗衰老！

皮膚上的斑點和皺紋增加、膝蓋及腰部疼痛等，這些**因年齡增長帶來的各種改變也被認為和高血糖有關**。當血糖值維持在高水平狀態，血液中會充滿葡萄糖，並與蛋白質結合，**這就是「糖化」反應**。當蛋白質因糖化而劣化時，會產生AGEs（糖化終產物），而這些物質累積後就會讓身體功能下降，出現老化症狀。此外，**飯後高血糖引發的血糖劇烈波動，血糖峰值會產生氧化壓力**，這也是加速老化的原因之一。

此外，**血糖異常的人罹患阿茲海默症的風險是沒有血糖異常的人的1．6倍**。*1不只腦血管因動脈硬化而受損，腦細胞本身也會因高血糖的負擔而老化。

熱量限制會讓骨骼和肌肉變得衰弱。*2**「運動障礙症候群（Locomotive Syndrome）」在老年人當中日益增多，主要是因為肌力和骨密度下降，導致容易跌倒、骨折**，這被認為是讓老人臥床不起的主因。低醣飲食法能夠在維持肌肉量的狀態下使血糖值下降，這可望有助於預防失智症病發、以及臥床不起。

高血糖會加速老化！？

過多的葡萄糖會與蛋白質結合，產生讓「身體焦化」的AGEs。

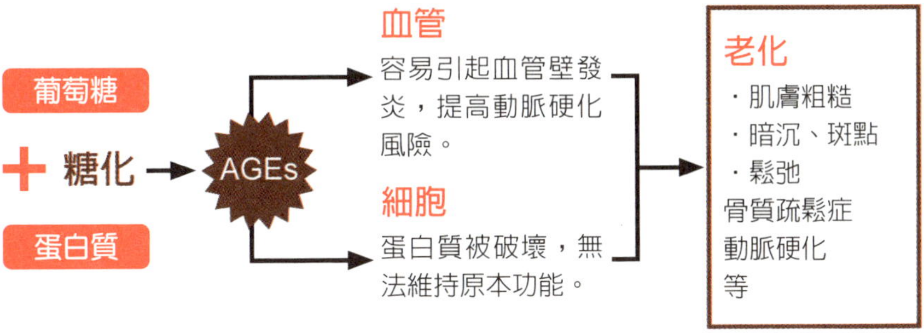

熱量限制飲食法會讓骨骼變疏鬆

有一項研究針對非肥胖者進行2年的熱量限制飲食，並研究其骨密度。結果發現所有的大骨骼密度都降低了。

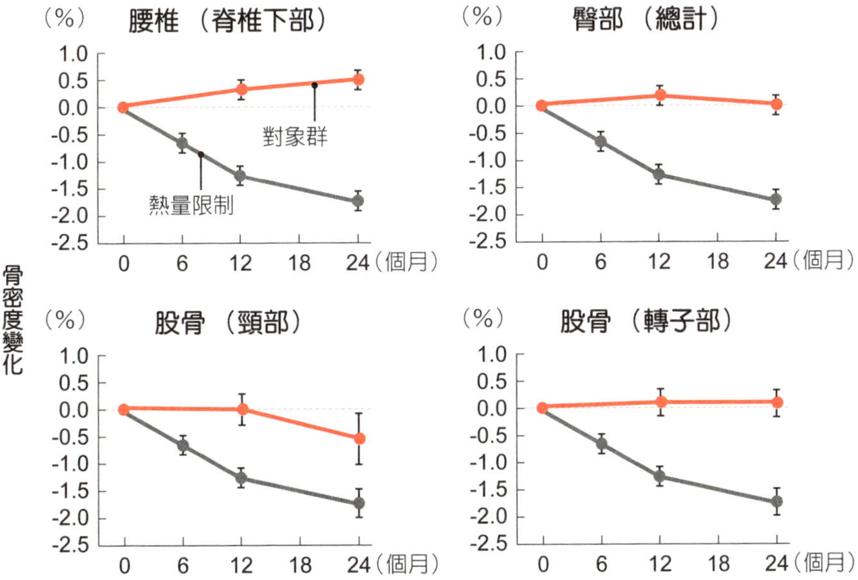

※根據[J Bone Miner Res 2016,31,40-51]資料製作

對糖尿病有效的不是限制熱量，而是限制醣類

限制醣類加上運動就能擊退高血糖！

糖尿病大致分為3種類型，但**超過90%的病患為「第2型糖尿病」**。第2型糖尿病是一種由於遺傳體質、缺乏運動和肥胖而發生的糖尿病。一般提到糖尿病，指的就是「第2型糖尿病」，治療方式包含「飲食療法」「運動療法」及「藥物治療」。

在日本，飲食療法主要建議採用限制熱量，但**在歐洲，治療指南當中早已明確指出「非體重過重或肥胖患者，不需要限制熱量」**[*3]，而在美國，由於限制熱量長期下來無法看到效果，已經在1994年取消推薦這個方式[*4]，**現在一般都認為，「管理血糖最有效的方法是限制醣類」**。[*5]

2008年，美國糖尿病協會在飲食療法方面採用限制醣類法。其後報告顯示，糖尿病新發病例逐漸減少。[*6] 一項日本糖尿病患者的研究報告也指出，與其他飲食方式相比，限制醣類的飲食方式更具有效性。[*7]

換句話說，**改善高血糖的最佳方式就是限制醣類。而應與飲食療法同時進行的，就是運動療法**。能帶來及時效果的運動有步行、慢跑、伸展運動等有氧運動。肌肉訓練（阻力訓練）也很有效。對於有跌倒風險的人來說，練習瑜伽和太極拳也相當重要。

糖尿病是終生疾病

由於健康檢查無法測量飯後血糖，建議可以自己在家測量。

測量飯後血糖

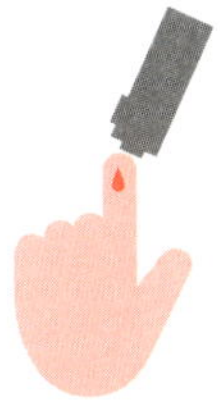

① 用採血器的針刺破指尖，抽取少量血液。

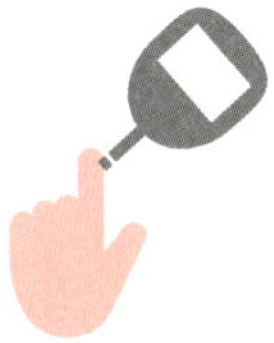

② 將血液滴在測量感應器。

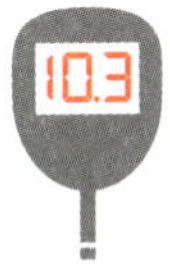

③ 幾秒鐘後就會顯示出血糖數值。

重點

- 在飯後 1～2 小時後測量
- 採指尖血液覺得疼痛感很大的人， 可以用手掌
- 最好將測量結果記錄在筆記本等處

血糖的判斷

請參考右表判斷血糖標準數值以及區分類別。正常為空腹時110mg/dL以下且飯後為140mg/dL以下。

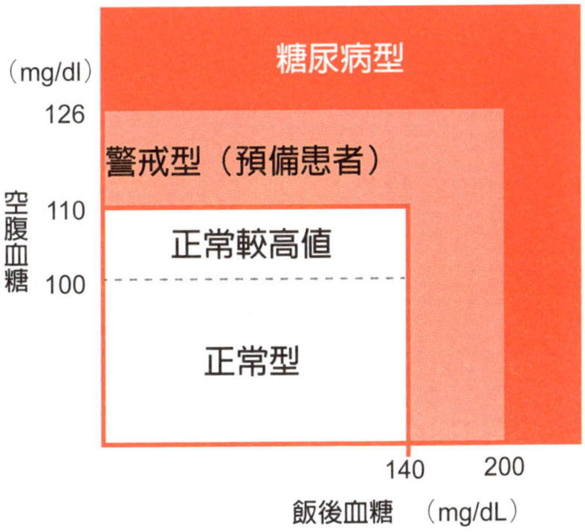

未達70mg/dL為低血糖，也要留意！

血糖過低也是百病之源，數值過低也要留意。

※根據[日本糖尿病學會編「糖尿病治療指南2022-2023」]資料製作

乍看之下健康但實際上會讓人發胖的食物

薯芋類的醣幾乎與主食相同

低醣飲食法建議少吃主食、多吃蔬菜，但有些蔬菜的醣類含量很高。**馬鈴薯、地瓜等薯芋類、南瓜、蓮藕、玉米等和主食相同，都含有醣類**。用這些食材製作的配菜，如馬鈴薯沙拉和燉菜，請將它們視為含有與主食相當的醣量。

另外，早餐常見的玉米片、墨西哥料理的捲餅（Taco）、玉米薄餅（Tortilla）以及爆米花等都是玉米做的，要留意不要吃太多。此外，**具有健康形象的冬粉絲、米粉等，都是由綠豆澱粉或米製成，醣類含量高**。

隨著健康意識的抬頭，愈來愈多人開始吃雜糧。雜糧雖然富含膳食纖維等營養成分，但**由於是穀物，醣類的含量仍然很高**。

同樣作為健康食材而受到關注的豆類中，也有一些屬於醣類含量相對較高的，例如黃豆粉、紅豆和蠶豆。由豆類組成的配菜，或用紅豆或青豌豆等食材烹調的米飯也要控制攝取量。

另一方面，豆腐、納豆、炸豆腐等黃豆製品的醣類含量低，且與肉類、魚類一樣**富含優質蛋白質，可以不用擔心分量，吃到滿足為止**。

乍看之下很健康，但是……

標榜健康飲食控制的食品，有些含醣量卻出奇的高，選擇的時候要多留意。

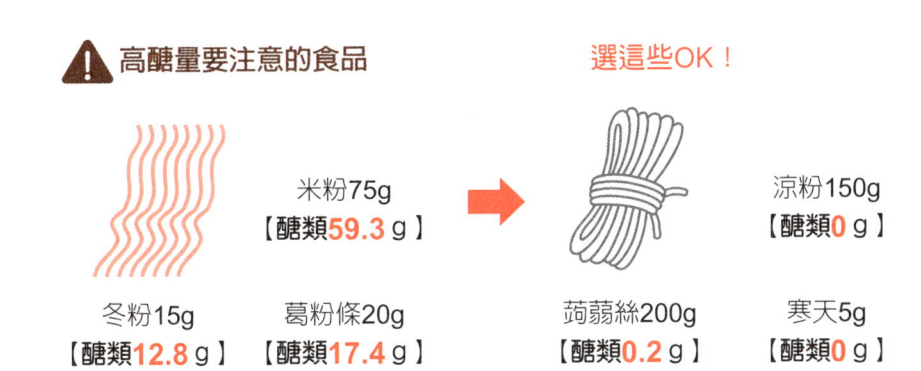

高醣量要注意的食品

米粉75g
【醣類59.3 g】

冬粉15g
【醣類12.8 g】

葛粉條20g
【醣類17.4 g】

選這些OK！

涼粉150g
【醣類0 g】

蒟蒻絲200g
【醣類0.2 g】

寒天5g
【醣類0 g】

要留意豆類攝取量

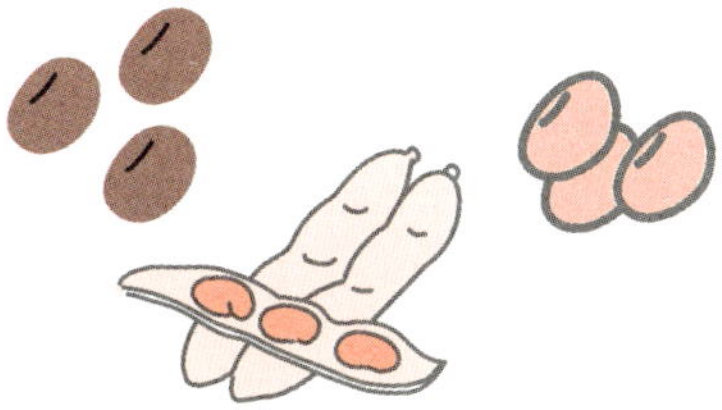

蠶豆20g
【醣類9.3 g】

紅豆（顆粒） 20 g
【醣類9.7 g】

鸚嘴豆20g
【醣類3.2 g】

選黃豆OK！蛋白質也很豐富

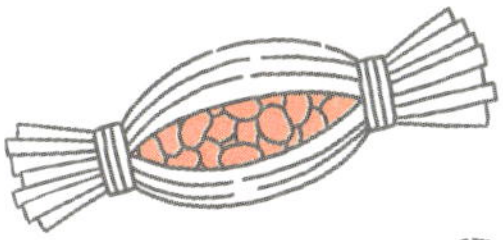

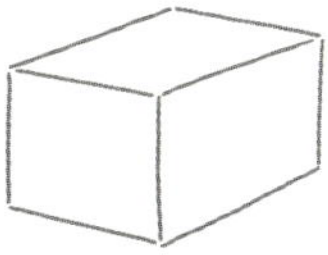

豆腐100g
【醣類1 g】

黃豆20g
【醣類0.4 g】

納豆 1 盒
【醣類0.1 g】

低GI食物不會讓人發胖嗎？

不要因為它是低GI食物就過度相信

現今，「GI值」這個詞應該很常聽到。GI是指攝取食物中所含碳水化合物50g後，血糖上升程度的指標。將攝取50g葡萄糖後血糖上升數值作為基準（100），再按照每一種食物的血糖上升指數加以數據量化，**GI值愈低代表血糖上升速度愈慢**。

GI值在55以下的食物稱為「低GI食物」，被認為對預防飯後高血糖有一定的功效。主要的低GI穀物包括全麥義大利麵、蕎麥、裸麥麵包和糙米。另一方面，GI值70以上的食物，如白米、白吐司、玉米片等，稱為「高GI食物」。

有些醫生建議，盡量吃低GI值的食物，以預防飯後高血糖。然而也有報告指出，當食用高醣、低GI食物時，血糖數值會比食用低醣、高GI食物時上升得更多。[*8] 所以首先還是要注意醣類的控制。

此外，要防止血糖突然升高，**注意用餐時的順序（先吃配菜，最後吃穀類）並緩慢地、好好地咀嚼食物也是有效的**。如果必須吃高GI值的食物，首先要注意分量（每餐醣量20克至40克），考慮吃的順序並充分咀嚼。即使是低GI食物，大量攝取當然也會導致飯後高血糖。

※Glycemic Index：升糖指數的縮寫

低GI食物不會讓血糖下降

一般認為低GI食物=黑色食物，對身體有好處，但其中的醣含量幾乎是一樣的。因此不能期待它會改善血糖。

低GI

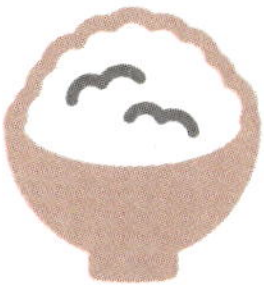

米飯
1餐150g
【醣類57ｇ】

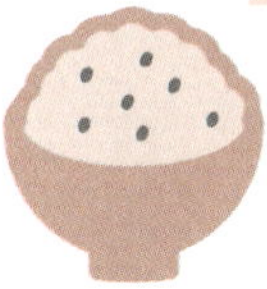

糙米
1餐150g
【醣類53ｇ】

低GI食物也有含醣量很高的！

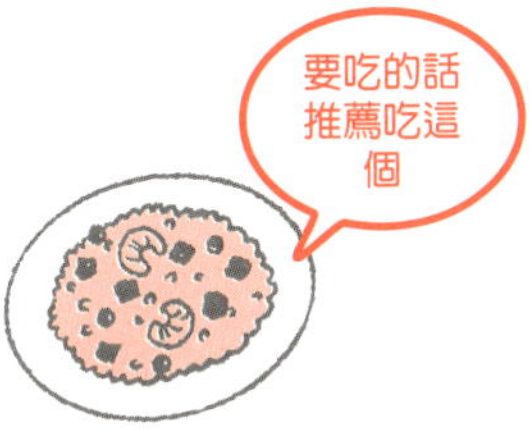

炒飯
加入大量配菜很棒！

低GI

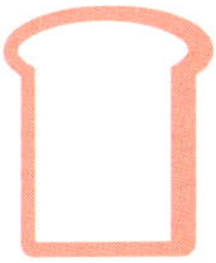

白吐司
6片裝1片60g
【醣類26.6ｇ】

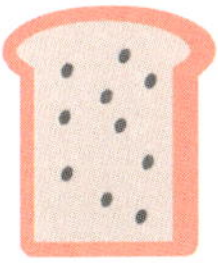

裸麥吐司
1片60g
【醣類28.3ｇ】

低GI食物也有含醣量很高的！

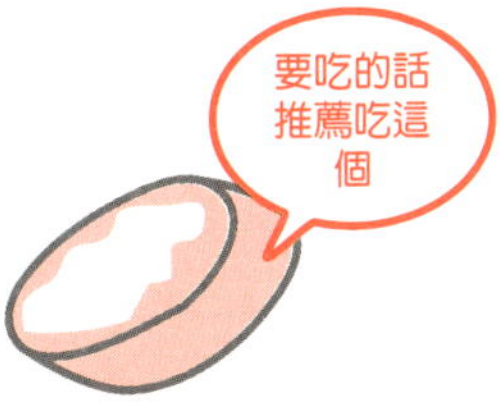

法國麵包
1片！
塗上大量奶油則佳

低GI

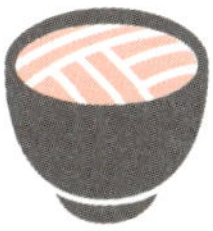

烏龍麵
1團270g
【醣類58ｇ】

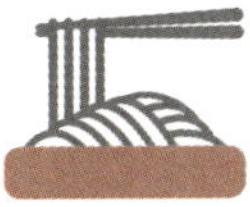

蕎麥冷麵
1團230g
【醣類62ｇ】

低GI食物也有含醣量很高的！

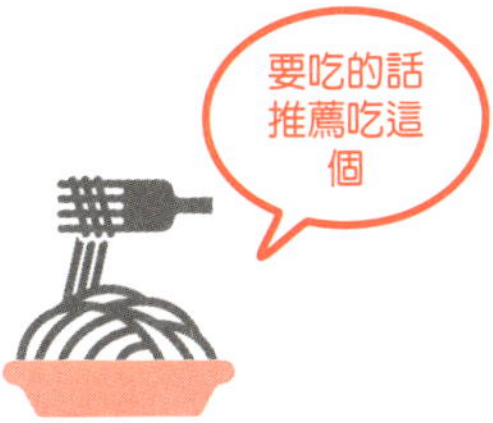

卡波那拉義大利麵
（義式培根蛋黃麵）
可以攝取足夠脂質

水果超增肥！

明明是低GI食物卻會導致發胖！

低GI食物還有另一個問題，**那就是果糖**。表示水果甜度的「糖度○度」指100克中所含醣分的量，數字愈高，含醣量愈高。果糖屬於低GI食物（只有20）。確實，水果中只有約20%的果糖會轉化為葡萄糖，其餘大部分會以果糖的形式在血液中循環。因此，不會出現血糖值突然升高的情況。然而，**果糖很容易轉化為中性脂肪（三酸甘油酯），可能會導致脂肪肝等疾病**。脂肪肝會讓胰島素的功能下降，這也是讓血糖數值惡化的其中一個原因。*9

再者，果糖僅由肝臟處理，在初始過程中會消耗能量。因此，**即使身體沒有缺乏能量，但肝臟能量不足會讓人產生飢餓感，導致熱量過剩**。此外果糖也會造成上癮。*10

水果富含膳食纖維、維生素和礦物質，但必須注意控制醣量。**尤其是果乾，因為已經去除水分，醣類更是濃縮**，標榜100%純果汁的商品也一樣。水果和果乾可以少量享用，果汁的話則是盡量避免。

水果和甜點的醣量相同！？

儘管水果因其富含維生素而受到推薦，但它的醣含量極高。特別是品種改良後的水果，其甜度更是增加許多。

醣含量高的水果

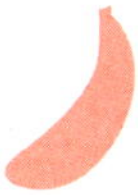

香蕉1根
【醣類20ｇ】

梨子1顆
【醣類25ｇ】

葡萄1串
【醣類40ｇ】

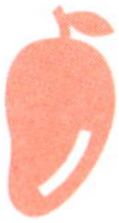

芒果1顆
【醣類58ｇ】

與甜點的醣量幾乎相同！

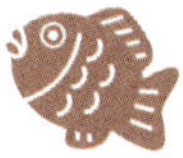

鯛魚燒1個
【醣類42ｇ】

奶油蛋糕100g
【醣類44ｇ】

羊羹1片（60g）
【醣類44ｇ】

選這些OK！

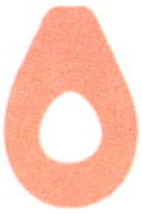

酪梨1顆
【醣類1ｇ】

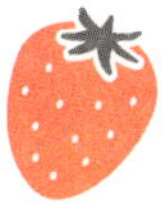

草莓6顆
（一般大小：一顆約22g左右）
【醣類10ｇ】

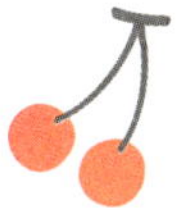

櫻桃10顆
（一般大小：一顆約7g左右）
美國櫻桃6顆
一般大小：一顆約12g左右）
【醣類10ｇ】

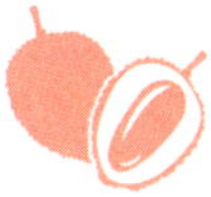

荔枝3顆
【醣類9ｇ】

將醣量控制在10g作為一天當中的放縱！

運用人工甜味劑而非砂糖

人工甜味劑是低醣飲食的強大盟友！

如果要使用砂糖，不如用人工甜味劑代替。這是因為**「阿斯巴甜」和「醋磺內酯鉀（Acesulfame-K）」等人工甜味劑不具升高血糖的作用**。此外，在日本常用作甜味劑的赤藻醣醇，即使被身體吸收也不會變成能量，幾乎以原形隨尿液排出體外，因此不會讓血糖上升。

２０１４年，美國醫學雜誌《Obesity Reviews》有一篇研究報告，將飲食控制的人分為兩組，一組喝人工甜味劑飲料，另一組喝水，結果發現喝人工甜味劑飲料組的減重效果更好。[*11] 這可能與甜味帶來的滿足感有關。

人工甜味劑常給人一種對身體有害的印象，但這是因為肥胖的人選擇健怡可樂（含有人工甜味劑的飲料），而正常體重的人則選擇普通可樂，導致有一項數據顯示攝取人工甜味劑較多的人，常患有與肥胖相關的疾病。

相信「來自天然的砂糖更安全」，因而增加砂糖攝取量，這才是導致糖尿病風險提高的原因。如果想吃甜的，那就使用人工甜味劑吧。

建議食用不會讓血糖上升的人工甜味劑

很多人為了健康而使用紅糖或寡糖，但是醣量幾乎是相同的，建議使用人工甜味劑。

讓血糖上升的甜味劑

- 砂糖（白砂糖1大匙【醣量13g】／紅糖1大匙【醣量8g】／楓糖1大匙【醣量13.9g】／蜂蜜1大匙【醣量15g】）
- 果糖、葡萄糖、澱粉糖漿等（澱粉衍生的糖）

※由於是便宜的甜味劑，被用於很多甜點及飲料。這是造成肥胖的根源，要留意！

- 寡糖、乳糖

不會讓血糖上升的甜味劑

人工甜味劑	阿斯巴甜、醋磺內酯鉀、三氯蔗糖等	由蛋白質合成的甜味劑。0大卡且不會讓血糖上升。攝取有上限量，但不用特別擔心。
天然甜味劑	羅漢果萃取物、甜菊等	由葫蘆科或菊科等植物製成的甜味劑。不會讓血糖上升，也不會讓胰島素分泌。
醣醇	赤藻醣醇等	一種也有天然存在的甜味劑。雖然它也是醣類，但大多不會讓血糖上升。赤藻醣醇吸收後，不會代謝就直接經尿液排出體外，也無法成為能量來源。但麥芽糖醇是當中的例外，其重量有一半被視為醣類。

瘦不下來的原因會是調味料嗎？

調味料導致醣量過多

如果你正在實踐低醣飲食，但卻沒有看到預期的結果，那麼罪魁禍首有可能是調味料。**日本料理中常用的味醂和甜味噌所含的醣量比你想像的多**。例如以壽喜燒的高湯來說，2人分所含醣量有50～60g。另外**也要留意番茄醬、高湯塊、炸豬排醬以及（勾芡的）咖哩醬**。

要特別小心的是砂糖。有些人會為了健康而使用紅糖或和三盆糖，但這些糖的**醣量與普通白糖相差無幾**。如果想要甜味，建議使用人工甜味劑。**用於濃稠勾芡的日式太白粉大部分都是醣類**。麵粉的醣含量也很高。

即使不使用這些高醣量的調味料，**使用橄欖油、雞蛋製成的美乃滋、奶油、辣油、芝麻油等，同樣能為菜餚增添風味，而且也可以放心食用**。另外，配菜的調味要盡量少鹽。如果吃飯的時候有鹽辛（註：一種用鹽和酒醃漬的海鮮類，如魚、蝦、章魚等），可能就會想把它們放到米飯上。調味過鹹的配菜會讓人想吃更多的飯，最後就變成醣類攝取過量。如果你「減少米飯的量會覺得餓，只吃配菜又吃不下去」，那麼可以減少鹽的攝取量，用上述油類調味料，以免讓食物變得平淡無味。

簡單明瞭的調味料醣量一覽表

下表列出一般做菜會使用的調味料，醣量由多→少，彙整如下。可以盡量用低醣量的調味料代替。

醣類	醣量（每100g）	主要調味料	備註
多	40 g 以上	・楓糖漿 ・蜂蜜 ・砂糖（白砂糖、紅糖等）	1大匙砂糖的醣含量，白砂糖為13g，紅糖為8g，和三盆糖為10g，醣含量高，因此要多留意。
	20～40 g 以內	・番茄醬 ・伍斯特醬 ・中濃醬 ・味醂 ・甜麵醬	番茄醬以及醬汁類要注意不要沾太多。巧妙地使用香草及香料，清淡的口味也能增添風味。
	5～20 g 以內	・顆粒芥末醬 ・橙醋醬油 ・多蜜醬 ・味噌 ・蠔油	甜味味噌要注意醣含量。日式太白粉以及咖哩醬等濃稠勾芡的調味料，醣含量也很容易變高。
少	未達5g	・人工低醣調味料 ・鹽 ・醬油（濃口） ・美乃滋 ・穀物醋 ・豆瓣醬	如果想加辣，可以用豆瓣醬、芥末、辣椒、胡椒等。也可以運用橄欖油及芝麻油等醣量0g的調味料。

善用高湯，即使用少量的調味料也能享受美味

小心麵類沾醬以及味醂等隱藏醣類

市售湯底用起來很方便，是烹飪的好幫手。然而，**市售的湯底往往添加了甜味和鹽**。固形高湯塊1個方塊大小含醣量為2g，鹽分為2.5g。麵類沾醬等液體類高湯也含有味醂及砂糖，因此一定要仔細確認營養成分標示。

要控制醣量，減少鹽分是很重要的事。**這個意思並非要將高湯從飲食當中去除**。可以隨著菜餚種類和季節，試著使用昆布、鰹魚、小魚干、乾香菇等來調味。日式料理的高湯原本所含的醣量和鹽量就相當少。覺得熬煮高湯很麻煩的人，可以改做水炊火鍋或涮涮火鍋，一邊烹調，就能一邊製作高湯。

肉湯和清湯等西餐的高湯是用醣類含量低的蔬菜和肉製成，因此也可以放心享用。中式料理的上湯也相同。手工熬製的高湯可以讓人享受到食材的原汁原味，只需要少量調味料就能變得十分美味。

不過市售的方塊狀或顆粒狀調味料品可能已經含有一定的醣量和鹽分。因此，針對市售的白高湯也請確認營養成分標示。此外，**如果添加香料或香草，就算是配菜，應該也能做出令人滿足的一餐**。

取自食材的高湯能輕鬆實現低醣量

如果好好熬煮高湯，就算用較淡的調味也能讓食材變得好吃。尤其有很多將日式高湯製成粉末狀的產品，大多含醣量低，建議可以使用。

鰹魚高湯、
小魚干高湯100g
【醣量0 g】

昆布高湯、
乾香菇高湯100g
【醣量0.9 g】

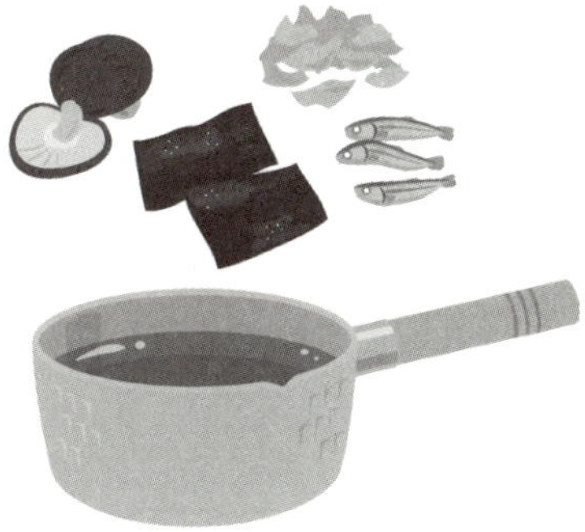

要勾芡的話可以用寒天

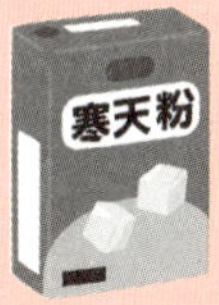

日式太白粉及麵粉的含醣量高（1大匙日式太白粉醣量8g，麵粉為6.6g），寒天粉的含醣量低，因此推薦使用。

這些要注意！

市售高湯

使用起來很方便的顆粒狀或固形高湯塊大多添加了鹽分及甜味（味醂、砂糖等）等調味料。

液體

- 麵類沾醬
- 昆布高湯
- 白高湯

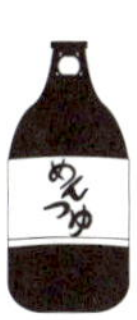

例） 麵類沾醬
（可直接使用） 1 大匙
【醣類1.4 g】

顆粒

- 雞骨湯粉
- 肉湯塊
- 和風高湯粉

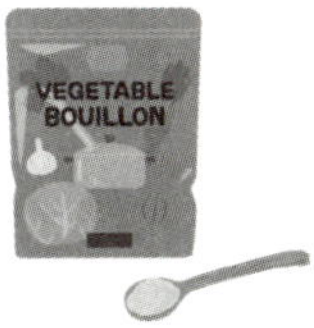

例） 肉湯塊 1 塊
【醣類2.1 g】

零食就吃堅果、巧克力、起司

不必克制吃甜食！

限制熱量飲食法所禁止的甜食，低醣飲食法也能夠吃。低醣飲食原則中的點心時間，可以吃的醣量為10g。例如1個咖啡凍、杏仁果巧克力5顆、布丁或奶油泡芙約半個。西式甜點中必不可少的鮮奶油給人高醣的印象，但其實200ml的含醣量約為6g，並不算多。事實上，日式甜點的紅豆餡含醣量是鮮奶油的很多倍，所以**選擇西式甜點會比日式甜點好**。

無糖優格能同時帶來甜味及飽足感。每100g含醣量約為4g左右，如果是市售產品可以吃1份。但如果添加蜂蜜或水果，含醣量就會增加，因此要留意。甜味可以使用人工甜味劑。

建議也可以吃醣類含量低、蛋白質豐富的起司。切成6塊裝的起司不僅能獲得飽足感，每1塊的含醣量幾乎為零。可以加入一些葡萄乾或一點點果醬來增加甜味。

堅果的醣類含量低，脂質和膳食纖維豐富，是很好的點心。可以選擇沒有用鹽或砂糖調味的堅果。最近標榜以人工甜味劑調味、低含醣的甜味堅果產品也有所增加。

不用忍耐，可以吃一些含醣量10g的零食

零食攝取醣量以10g為目標（也可以分2次，每次攝取5g）。善加利用調整為低醣類的點心也是方式之一。

起司

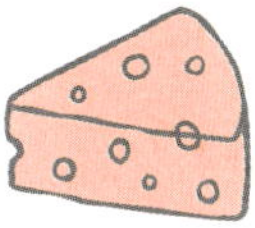

100 g
【醣量約0.1 g左右】

甜點

用人工甜味劑自製的話醣量為零

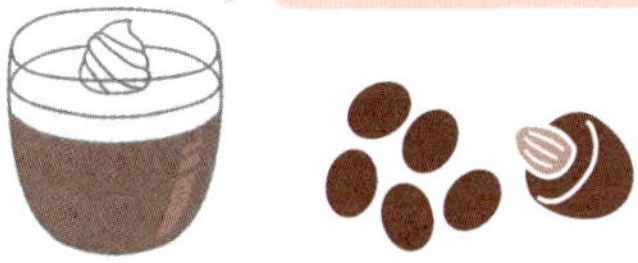

咖啡凍1個 【醣量約10 g】
杏仁果巧克力5顆 【醣量約10 g】

仙貝米餅和洋芋片等鹹味的點心含醣量也很高。布丁和奶油泡芙可以吃一半，但要選擇味道濃郁、乳脂含量高的。布丁和奶油泡芙也有低醣的商品，可以確認後再吃。

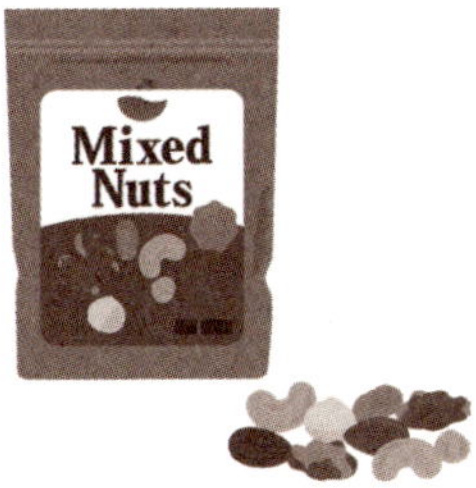

堅果類

建議吃核桃，每天可以吃30克！它含有大量的優質脂肪，最好選擇無調味的。

OK

要沾、或要添加的話，選擇低醣的人工甜味劑。

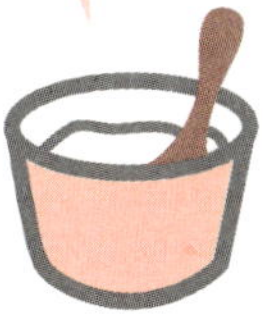

NG

添加蜂蜜或砂糖、果糖的產品醣量會增加，要留意。

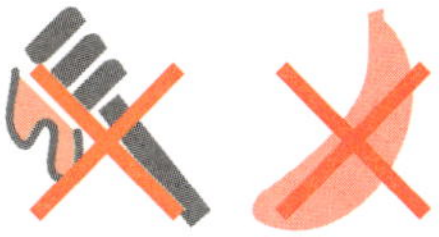

優格

無糖優格100 g
【醣量約4 g】

無糖優格每100g的含醣量約為4g。喝的優格或乳飲品通常有添加糖，原則上要避免食用。

喝酒是可以的！

要留意喝酒時搭配的下酒菜

低醣飲食法對於喜歡喝酒的人來說也很容易實踐。因為**威士忌、燒酒、琴酒和伏特加等蒸餾酒的醣含量為零**。

即使是含醣的釀造酒精飲料，葡萄酒也只含有微量的醣，即使是據說含醣量很高的日本清酒，一份所含醣量也只有5克左右。筆者在家時，通常是不吃主食，一邊享用清酒，一邊享用豬肉涮鍋等豐富的火鍋菜餚。

啤酒含有少量的醣，所以要注意不要喝太多。不過，最近市面上出現了很多零醣啤酒和發泡酒，將啤酒換成這些酒類也是方法之一。

那麼喝酒時該吃什麼呢？在家吃飯時，可以對醣類含量做一定程度的調整，但外出用餐時則不然。所以，記得要吃醣含量低的食物。**建議的配菜有日式炸雞、冷豆腐、生魚片、日式高湯蛋捲等**，這些都屬於低醣食物。**吃烤雞肉串時，調味記得優先選鹽而非醬汁**。居酒屋的菜單中常見的馬鈴薯燉肉或燉煮內臟等對主類料理，所含醣量都很高。**請記得一般來說甜辣口味的菜所含醣量較高**。此外，像韓式泡菜等最近很流行的韓國料理，也為了符合日本人的口味而多半添加了糖，一定要多加留意。

簡單明瞭的酒類含醣量一覽表

醣類和酒精一起攝取，可以減緩飯後血糖上升，所以建議喝酒時可以吃一些下酒菜。

醣類含量	主要酒類
0 g	・蘭姆酒 ・琴酒 ・威士忌 ・燒酒 ・泡盛酒
含量低	・葡萄酒（紅／白）200ml 【醣量1～2g】 ・啤酒（淡色）350ml 【醣量微量】 ※有些品牌含有醣，要注意不要喝太多。
糖質多め	・日本酒1份 【醣量5g】 ・甜酒100ml 【醣量18.3g】 ・梅酒100ml 【醣量20.7g】

建議喝酒＋醣類

下表可以看出，醣類和酒精一起攝取，會讓餐後血糖上升較為和緩。和麵包搭配的飲品當中，喝水讓血糖上升最多，含醣的啤酒則讓血糖上升較少。

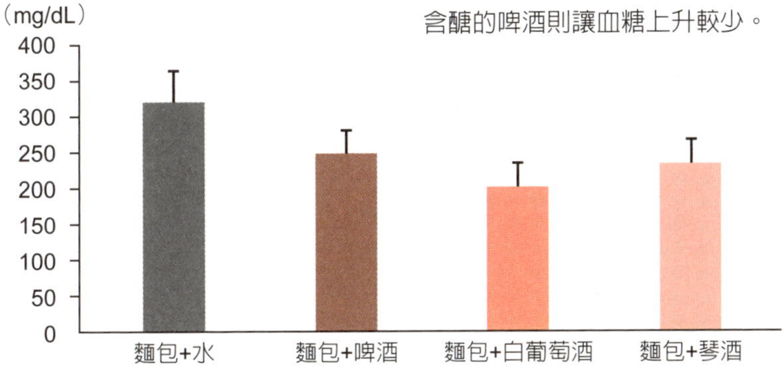

※根據[Am Clin Nutr 2007, 85, 1545-1551]資料製作

這種情況該怎麼辦？

關於限制醣類的Q&A

看不到效果、無法克制想吃的慾望、覺得厭煩無趣怎麼辦等，以下將回答各種在落實低醣飲食法時，容易遇到的疑問。

Question

已經很注意醣量，但體重卻沒有變化，為什麼？

持續實施低醣飲食法，但體重和血糖值卻都沒有改善。有沒有對低醣飲食無感的體質？

Answer

回顧一下是否有看不見的醣

有可能是選擇的食品導致。很多食品及調味料的含醣量比想像中還高，請試著再回顧一次。可以的話，建議計算攝取量。此外，原本就不胖的人，體重不會因為實踐低醣飲食法而減輕。

Question

吃的東西很少，忍耐很辛苦

最喜歡的米飯和義大利麵條都不能吃，很辛苦。對於要持續忍耐不吃喜歡的東西覺得沒有信心。

Answer

不要忍受飢餓，多吃脂質及蛋白質

首先，減少主食攝取量後，請努力吃超過這些減少量的配菜。再者，在考慮醣量後，吃一些主食也沒關係。只是要記得，在吃法上留意，最後再吃主食，找到能夠讓自己滿足的飲食方式。

Question

身體狀況不佳時，吃高含醣的食物也沒問題嗎？

感冒或是肚子不舒服的時候，想吃容易消化的粥或運動飲料，但又擔心醣量過多。

Answer

就算吃不下也要喝水！預防脫水

身體不舒服的時候血糖往往容易上升。最好的方式就是補充水分，好好休息。吃得下的時候，可以吃少量豆腐、豆漿粥、溫泉蛋、湯等。連水分都無法攝取時，就要就醫治療。

Question

好想吃最喜歡的餐廳的菜！

總是吃零醣的麵，好懷念以前常吃的拉麵店那種濃厚的味道，也好想吃壽司……。

Answer

可以跟店家討論商量

可以改成將麵的分量減半，以配料取代。壽司可以多吃一點小菜，並將壽司米飯減量（1貫米飯少於10g），總計吃8貫。

Question

血糖變得正常後就不需要低醣飲食了嗎？

因為肥胖而持續採用低醣飲食，體重減少了一些，血糖也恢復正常，在考慮是否放棄低醣飲食……。

Answer

最重要的是找到持續不放棄的方式！

如果想放棄低醣飲食法，很可能是飲食的方式有問題。必須找到能讓低醣飲食長久持續且樂此不疲的方式。如果放棄的話，會馬上回到原點。

Question

早餐沒吃的話，午餐應該怎麼吃？

有時候早上起得晚，沒吃早餐就直接去上班了。沒吃早餐的日子，午餐可以吃比較多的飯或麵嗎？

Answer

午餐要多吃脂質和蛋白質

在低血糖狀態下，午餐攝取碳水化合物，會讓飯後血糖快速上升，這樣相當危險。建議可以攝取比平常多的脂質和蛋白質（多吃配菜），少吃醣類（主食）。

Question

想去吃甜點吃到飽！

朋友邀我去吃飯店的自助甜點。我很想去，能不能告訴我，哪些甜點多吃也沒關係。

Answer

可以吃鮮奶油或起司類

建議吃用鮮奶油做的甜點或沒有烤過的起司蛋糕，可以攝取脂質。如果有辛口氣泡酒（較不甜的氣泡酒），也可以搭配一起吃。透過酒的作用，能夠修正餐後高血糖。

Question

在酒會上不小心吃太多

在公司酒會上因為開心而不小心吃太多。如果隔天都不吃的話，一加一減是不是就可以抵銷為零……。

Answer

吃進去的醣量不會改變

在哪裡大吃一頓，然後又在什麼時候開始絕食，這種做法是過去限制熱量飲食法的思考方式，因此行不通。肉或魚的話，大吃一頓也不需要煩惱。此外，酒會後的隔天早上，可以多攝取脂質和蛋白質，預防晚上的餐後高血糖。

醣類攝取過量會傷腎嗎？

即使沒有主觀症狀也要注意！

醣類攝取過量不僅會導致肥胖，還會導致腎功能下降。**這就是糖尿病三大併發症之一的糖尿病腎臟病變。**

腎臟能調節體內的水量和鹽分濃度，保持血壓恆定，同時過濾血液中的廢物並產生尿液。當糖尿病導致腎功能下降時，體內廢物和水分無法正常排出，導致身體腫脹和疲勞。此外，還會導致貧血和全身瘙癢，這種情況稱為腎衰竭。

在腎衰竭發生之前，一種稱為白蛋白的物質就會滲透到尿液中，只要腎臟過濾廢物的功能下降持續超過3個月以上，就算沒有主觀症狀，這也算是「慢性腎臟病」。如果慢性腎臟病未及時治療，最後就會造成腎衰竭，導致身體喪失產生尿液的功能，需要進行人工透析。

儘管慢性腎臟病是如此可怕的疾病，但它在早期階段並沒有任何主觀症狀。當開始注意到四肢腫脹、貧血或呼吸困難等身體不適的症狀時，疾病已經發展到相當晚期。**慢性腎臟病據說是一種新的國民病，但它往往始於糖尿病。**有效限制醣類的攝取是預防慢性腎臟病的第一步。

腎臟的構造及腎臟病

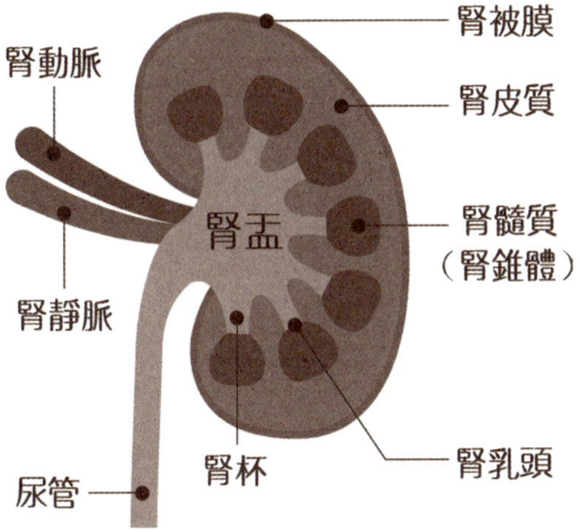

腎臟的構造及功能

腎臟中的微血管團（腎絲球）和與其纏繞在一起的足細胞相當於過濾器，過濾血液並產生尿液。

當腎臟血管受損，過濾功能就會停止運作

心臟衰竭或心律不整

無法調整身體水分、液體及電解質，造成心臟衰竭及細胞功能障礙。

心肌梗塞或腦中風

無法控制血壓，造成高血壓。同時會導致心肌梗塞及腦中風。

腎臟缺氧

無法分泌紅血球生成素，身體無法造血而導致貧血。

引發尿毒症導致死亡

尿液成分（也稱為尿毒症毒素）積聚在血液中，導致尿毒症，如果不及時治療可能導致死亡。

鈣質吸收功能障礙

活化維生素D的功能下降。骨骼建造功能下降導致骨骼變脆。

吃脂肪和蛋白質來保護腎臟

攝取蛋白質可以保護腎臟

當腎功能衰退時，蛋白質代謝產生的廢物無法經由腎臟排出體外，就會在體內堆積。因此，對於腎臟病患者的飲食療法，會建議限制蛋白質攝取。曾有一段時期，人們擔心限制醣類攝取而攝取太多蛋白質及脂質，會導致腎功能惡化。

然而，自2013年以來，美國糖尿病學會就提出「蛋白質毫無意義」，最近也有數篇論文發表，當中提出蛋白質攝取量較多的人，其腎臟功能才能受到保護。因此，**不需要為了腎功能而控制蛋白質攝取量，應該要好好攝取肉類、魚類及雞蛋等優良蛋白質。**

缺乏蛋白質會導致肌肉無力，甚至導致死亡。然而，即使吃了大量的蛋白質，如果身體沒有足夠的能量，吃進去的蛋白質就會被用作能量，仍然無法預防肌肉無力。**在三大營養素中，脂質是最重要的能量來源。脂肪能夠代替碳水化合物提供能量，所以為了保護腎臟，也要多攝取脂質。**

換句話說，罹患腎臟疾病後，也應該限制醣類的攝取。然而，高血壓被認為比高血糖對腎臟造成更大的負擔。**鹽分的攝取對血壓有很大影響，也應該要控制鹽的攝取量。**

不會對腎臟造成負擔的飲食是什麼

過去的飲食療法

限制蛋白質攝取

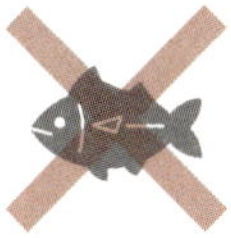

隨著腎臟疾病的進展，要避免攝取脂肪過多的肉類、以及不要攝取太多蛋白質。

限制脂質攝取

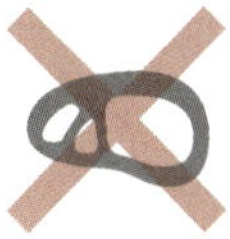

避免攝取肥肉、以及肉皮，選擇雞胸肉等低脂部位，不要攝取過多脂質。

攝取碳水化合物

限制脂質及蛋白質攝取量，為了維持能量而積極攝取碳水化合物。

限制鹽分

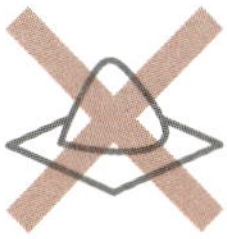

高血壓會引起腎臟功能下降，因此限制1天的鹽分攝取量需低於6g。

低醣飲食建議這樣吃

蛋白質 OK

沒有證據顯示腎臟病應該要限制蛋白質攝取量，不如積極攝取為佳。

脂質 OK

不需要擔心脂質攝取量，要攝取優良脂質（即未氧化者）。

留意醣類攝取過量

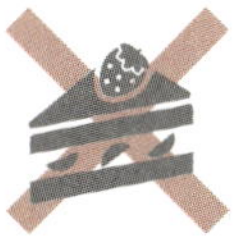

血糖快速上升會給腎臟和血管帶來不良影響。糖尿病和腎臟病息息相關。

限制鹽分

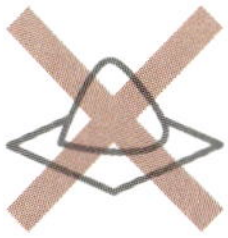

高血壓會引起腎臟功能下降，因此限制1天的鹽分攝取量需低於6g。這點目前也是相同的。

第3章
對腎臟有益的碳水化合物攝取方式

現在應該馬上開始做的是限制鹽分

腎臟也負責調節體內鹽含量。當我們吃鹹的食物時，腎臟會為了維持恆定的鹽分濃度而保存水分（減少尿量），結果導致身體容易腫脹。因此，**要保護腎臟，一定要落實的就是限制鹽分**。香腸、火腿、培根等加工肉品、以及竹輪、魚板等加工食品都含大量鹽分，需多加留意（白吐司也含有鹽分）。

當發生腎衰竭時，必須限制鉀和磷的攝取，因此要選擇這些元素含量較低的食物。蔬菜含有大量鉀，但它們**具有可溶於水的特質，可以透過水煮來控制鉀的含量**。（蔬菜）汁的鉀含量也很高。

當腎功能下降時，磷會在血液中累積。蛋白質含量高的食物也含有大量磷，因此過去認為限制蛋白質，就可以減少磷的攝取。然而，有一些論文提到，為了限制磷而限制蛋白質，實際上會增加死亡率，因此筆者不建議積極限制磷。

此外，鉀和磷的攝取問題只有在慢性腎病，特別是腎衰竭顯著進展後才會發生，因此，**在這種情況發生之前，好好控制醣類攝取量相當重要**。

什麼是對腎臟有益的飲食？

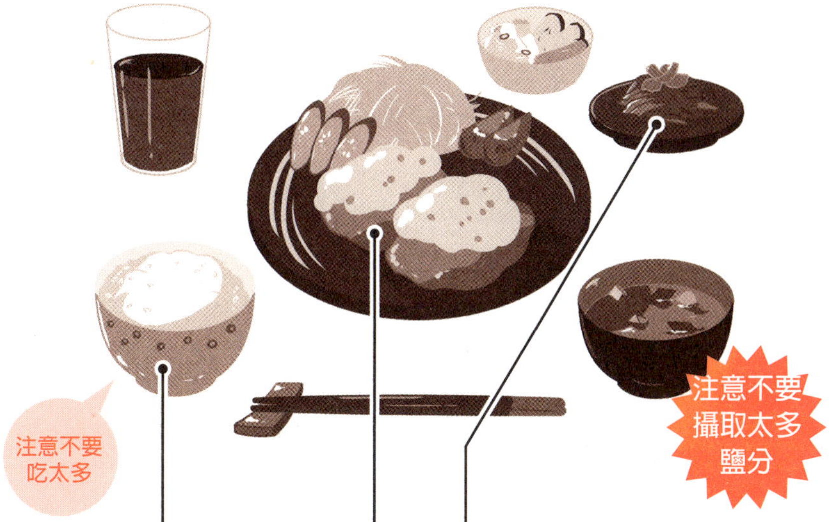

不讓血糖上升的碳水化合物攝取量不會有問題

↑

需要做人工透析的原因，最常見的就是糖尿病

脂質、蛋白質可以放心攝取

↑

人工透析的第二個常見原因，是因高血壓帶來的腎臟硬化症

鉀也是需要小心的元素

據說應該要注意攝取過多的鉀元素以及水分，但是這僅適用於腎衰竭已經到了相當嚴重階段的人。

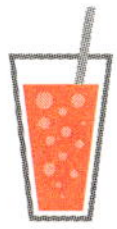

要留意果糖！

果糖的攝取量不僅是患有腎臟疾病的人要注意，而是所有人都該小心的。

食品別碳水化合物含量清單

以下是針對主要食材的「可獲得的碳水化合物」「膳食纖維總量」「碳水化合物」含量整理的一份清單。參考下表，盡量將每餐的醣類（可獲得的碳水化合物）攝取量控制在20～40g。有關可獲得的碳水化合物的說明，請參閱本書84～85頁。

※根據日本文部科學省「日本食品標準成分表2020年版（第八次修訂）」公布數據製成。
※成分資料（g）是以可食用部分每100g含量列出數據。
※有關可獲得的碳水化合物，已知其等量單醣的採用等量單醣表示，未知的部分則採用扣除法。以扣除法標示的數值以＊表示。
※小於0.1g時標示為0g，微量則以Tr標示，未測量者標示為－，估計值以（）標示。

	可獲得的碳水化合物（等量單醣）	膳食纖維總量	碳水化合物
●主食、穀類			
精米（煮熟的）	38.1	1.5	37.1
糙米（煮熟的）	35.1	1.4	35.6
粥	16.2	0.1	15.7
飯糰	39.7	0.4	39.4
年糕	50.0	0.5	50.8
紅豆飯	(41.0)	1.6	41.9
白吐司	48.5	(2.0)	(47.5)
裸麥麵包	＊49	5.6	52.7
全麥麵包	43.7	4.5	45.5
麵包捲	49.7	2.0	48.6
可頌麵包	(52.3)	1.9	51.5
印度烤餅	(45.6)	2.0	47.6
披薩餅皮	(53.2)	2.3	51.1
烏龍麵（水煮）	21.4	1.3	21.6
麵條、冷麵（水煮）	25.6	0.9	25.8
蕎麥麵（水煮）	(27.0)	2.9	26.0
中式麵條（水煮）	27.7	2.8	29.2
通心粉、義大利麵（水煮）	31.3	3.0	32.2
米粉	(79.9)	0.9	79.9

	可獲得的碳水化合物（等量單醣）	膳食纖維總量	碳水化合物
爆米花	(59.5)	9.3	59.6
玉米片	(89.9)	2.4	83.6
水餃皮	(60.4)	2.2	57.0
蛋糕粉	80.3	2.5	75.8
麵包粉（乾燥）	(68.5)	4.0	63.4
●蔬菜類			
蘆筍	2.1	1.8	3.9
毛豆	4.7	5.0	8.8
青豌豆	12.8	7.7	15.3
秋葵	1.9	5.0	6.6
蕪菁（根）	3.5	1.4	4.8
西洋南瓜	17.0	3.5	20.6
高麗菜	3.5	1.8	5.2
黃瓜	2.0	1.1	3.0
牛蒡	1.1	5.7	15.4
小松菜	0.3	1.9	2.4
紫蘇	*1	7.3	7.5
茼蒿	0.4	3.2	3.9
櫛瓜	2.3	1.3	2.8
芹菜	1.4	1.5	3.6
蠶豆（水煮）	13.7	4.0	16.9
白蘿蔔（根）	2.9	1.3	4.1
竹筍（水煮）	1.6	3.3	5.5
洋蔥	7.0	1.5	8.4
青江菜	0.4	1.2	2.0
玉米	12.5	3.0	16.8
番茄	3.1	1.0	4.7
小番茄	4.6	1.4	7.2
番茄（整罐）	(3.6)	1.3	4.4
茄子	2.6	2.2	5.1
苦瓜	0.3	2.6	3.9

	可獲得的碳水化合物（等量單醣）	膳食纖維總量	碳水化合物
韭菜	1.7	2.7	4.0
胡蘿蔔（根）	5.8	2.4	8.7
大蔥	3.6	2.5	8.3
青蔥	0	3.2	6.5
白菜	2.0	1.3	3.2
羅勒	0.3	4.0	4.0
巴西利（歐芹）	0.9	6.8	7.8
青椒	2.3	2.3	5.1
紅椒	5.3	1.6	7.2
黃椒	4.9	1.3	6.6
綠花椰菜	2.4	5.1	6.6
菠菜	0.3	2.8	3.1
水菜	*2.1	3.0	4.8
豆芽（黃豆）	0.6	2.3	2.3
埃及國王菜	0.1	5.9	6.3
百合	*24.3	5.4	28.3
生菜	1.7	1.1	2.8
蓮藕	14.2	2.0	15.5
●菇類			
金針菇	1.0	3.9	7.6
香菇	0.7	4.9	6.4
乾香菇	11.8	46.7	62.5
鴻喜菇	1.4	3.0	4.8
滑子菇	2.5	3.4	5.4
杏鮑菇	3.0	3.4	6.0
舞菇	0.3	3.5	4.4
蘑菇	0.1	2.0	2.1
●塊莖類			
蒟蒻塊	*0.1	2.2	2.3
蒟蒻麵條	*0.1	2.9	3.0
地瓜	31.0	2.8	33.1

	可獲得的碳水化合物（等量單醣）	膳食纖維總量	碳水化合物
芋頭	11.2	2.3	13.1
馬鈴薯	15.5	9.8	15.9
山藥	14.1	1.0	13.9
日本山藥	26.9	2.5	27.1
葛粉條（水煮）	32.4	0.8	33.3
木薯粉圓（水煮）	*15.1	0.2	15.4
綠豆粉絲（冬粉，水煮）	19.8	1.5	20.6
●水果類			
草莓	6.1	1.4	8.5
柿子	13.3	1.6	15.9
橘子	9.2	1.0	12.0
柳橙	8.3	1.0	11.8
葡萄柚	7.5	0.6	9.6
奇異果	9.6	2.6	13.4
椰奶	9.4	0.2	2.8
櫻桃	*14.2	1.2	15.2
西瓜	*9.5	0.3	9.5
加州黑棗（果乾）	42.2	7.1	62.3
日本梨	8.3	0.9	11.3
西洋梨	9.2	1.9	14.4
鳳梨	12.6	1.2	13.7
香蕉	19.4	1.1	22.5
枇杷	5.9	1.6	10.6
葡萄	14.4	0.5	15.7
藍莓	8.6	3.3	12.9
芒果	13.8	1.3	16.9
甜瓜	9.6	0.5	10.3
桃子	8.4	1.3	10.2
荔枝	15.0	0.9	16.4
蘋果	12.4	1.4	15.5
柚子（果汁）	*6.7	0.4	7.0

	可獲得的碳水化合物（等量單醣）	膳食纖維總量	碳水化合物
萊姆（果汁）	1.9	0.2	9.3
檸檬（果汁）	1.5	Tr	8.6
●豆類、大豆製品			
紅豆（煮熟）	18.2	8.7	25.6
菜豆（煮熟）	17.3	13.6	24.5
鷹嘴豆（煮熟）	20.0	11.6	27.4
扁豆（煮熟）	(23.3)	9.4	29.1
黃豆（煮熟）	1.6	8.5	8.4
黃豆粉	6.8	15.3	29.5
板豆腐	0.8	1.1	1.5
嫩豆腐	1.0	0.9	2.0
油豆腐	0.5	1.3	0.4
炸豆腐餅	2.2	1.4	1.6
納豆	0.3	6.7	12.1
豆渣（生）	0.6	11.5	13.8
豆漿	1.0	0.2	3.1
調製豆漿	1.9	0.3	4.8
●堅果類			
杏仁果（烤、無鹽）	(5.9)	11.0	20.7
銀杏果（煮熟）	33.6	2.4	35.8
日本板栗（煮熟）	32.8	6.6	36.7
核桃（烤）	2.8	7.5	11.7
芝麻（烤）	0.8	12.6	18.5
開心果（烤、調味）	(8.2)	9.2	20.9
夏威夷果（烤、調味）	(4.8)	6.2	12.2
花生（烤）	10.8	11.4	21.3
花生醬	19.8	7.6	24.9
●海鮮類、海鮮加工食品			
竹筴魚	0.1	0	0.1
沙丁魚	0.2	0	0.2
吻仔魚乾	0.1	0	0.1

	可獲得的碳水化合物（等量單醣）	膳食纖維總量	碳水化合物
鰻魚	(0.3)	(0)	0.3
鰹魚	(0.1)	(0)	0.1
鰈魚	(0.1)	(0)	0.1
鮭魚（鹹鮭魚）	(0.1)	(0)	0.1
鮭魚卵	(0.2)	(0)	0.2
鯖魚	(0.3)	(0)	0.3
秋刀魚	(0.1)	(0)	0.1
柳葉魚	(0.2)	(0)	0.2
鮪魚罐頭（水煮、清淡）	(0.2)	(0)	0.2
海瓜子	(0.4)	(0)	0.4
牡蠣	2.5	0	4.9
蜆	(4.5)	(0)	4.5
蛤蜊	(1.8)	(0)	1.8
扇貝	(3.5)	(0)	3.5
黑虎蝦	(0.3)	(0)	0.3
毛蟹	(0.2)	(0)	0.2
魷魚	(0.4)	(0)	0.4
章魚	(0.1)	(0)	0.1
海膽	(3.3)	(0)	3.3
蟹味魚板	*10.2	(0)	9.2
魚板	*11.0	(0)	9.7
鱈寶	*11.5	(0)	11.4
炸魚餅	*14.6	(0)	13.9
魚肉香腸	*14.5	(0)	12.6
●海藻類			
昆布（乾）	0.1	32.1	64.3
涼粉	*0.1	0.6	0.6
寒天	0	1.5	1.5
寒天粉	0.1	79.0	81.7
羊栖菜（乾）	0.4	51.8	58.4
海蘊（水雲，無鹽）	*0.1	1.4	1.4

	可獲得的碳水化合物（等量單醣）	膳食纖維總量	碳水化合物
海帶芽（乾）	0	39.2	42.1
裙帶菜葉	0	3.4	3.4
●肉類、肉類加工食品			
牛肉（各部位）	(0~0.6)	(0)	0~0.6
豬肉（各部位）	(0~0.3)	(0)	0~0.3
雞肉（各部位）	(0~0.1)	(0)	0~0.1
罐頭牛肉	1.0	(0)	1.7
烤火腿	1.2	0	2.0
生火腿（長期熟成）	0.1	(0)	0
培根	1.6	(0)	2.5
維也納香腸	3.4	0	3.3
雞塊	13.9	1.2	14.9
●蛋類			
鵪鶉蛋	(0.3)	(0)	0.3
雞蛋	0.3	0	0.4
●奶類、乳製品			
一般牛奶	4.7	(0)	4.8
奶油（乳脂肪）	2.9	0	6.5
奶精（液狀）	(1.7)	(0)	5.5
優格（無糖）	3.9	(0)	4.9
天然起司（卡門貝爾起司）	0	(0)	0.9
天然起司（奶油乳酪）	2.5	(0)	2.3
天然起司（帕瑪森）	0	(0)	1.9
天然起司（馬斯卡邦）	3.6	(0)	4.3
天然起司（莫札瑞拉）	0	(0)	4.2
再製乳酪	0.1	(0)	1.3
●調味料			
橄欖油	*1.1	0	0
芝麻油	*1.9	0	0
菜籽油	*2.5	0	0
有鹽奶油	0.6	(0)	0.2

	可獲得的碳水化合物（等量單醣）	膳食纖維總量	碳水化合物
人造奶油	0.9	(0)	0.5
細砂糖	(104.9)	(0)	100
蜂蜜	75.3	(0)	81.9
楓糖漿	*66.3	(0)	66.3
伍斯特醬	24.1	0.5	27.1
中濃醬	26.9	1.0	30.9
大阪燒醬	29.6	0.9	33.7
豆瓣醬	*4.1	4.3	7.9
濃口醬油	1.6	(Tr)	7.9
薄口醬油	2.6	(Tr)	5.8
鹽	0	0	0
烏醋	*9.0	(0)	9.0
穀物醋	*2.4	(0)	2.4
米醋	*7.4	0	7.4
巴薩米可醋	(16.4)	(0)	19.4
蘋果醋	(0.5)	(0)	2.4
壽司醋	(8.6)	0	(14.3)
麵類沾醬（可直接使用）	*8.9	—	8.7
蠔油	*19.9	0.2	18.3
多蜜醬	*11.0	—	11.0
甜麵醬	*35.0	3.1	38.1
白醬	(5.6)	0.4	9.2
柚子醋醬油	7.0	(0.3)	10.8
烤肉醬	(28.4)	(0.4)	(32.3)
番茄醬	(24.3)	1.7	27.6
美乃滋	(2.1)	(0)	3.6
法式沙拉醬	(11.4)	0	(12.4)
和風醬（無油）	*17.2	0.2	16.1
芝麻醬	13.1	(0.8)	(15.0)
米味噌（甜味噌）	*33.3	5.6	37.9
咖哩醬	38.1	6.4	44.7

	可獲得的碳水化合物（等量單醣）	膳食纖維總量	碳水化合物
味醂風調味料	39.9	(0)	55.7
顆粒芥末醬	(5.1)	—	12.7
胡椒（白、粉狀）	(42.5)	—	70.1
薑泥	(5.1)	—	8.6
蒜泥	(1.3)	—	37.0
芥末醬	*41.2	—	39.8
●飲料			
日本酒	2.5	0	4.9
啤酒（淡色）	Tr	0	3.1
葡萄酒（白）	(2.5)	—	2.0
葡萄酒（紅）	(0.2)	—	1.5
燒酒	0	(0)	0
威士忌	0	(0)	0
梅酒	20.7	0	20.7
甘酒	(18.3)	0.4	18.3
本味醂	26.8	—	43.2
甜酒	(12.2)	—	13.4
煎茶	*0.3	—	0.2
紅茶	*0.1	—	0.1
咖啡	(0)	—	0.7
可樂	(12.2)	—	11.4
番茄汁	*3.3	0.7	4.0
綜合蔬菜汁	3.1	0.9	4.7
柳橙汁（可直接飲用）	9.0	0.3	11.0
蘋果汁（可直接飲用）	10.8	Tr	11.8

引用文獻清單

第1章

1. 日本臨床2003; 61(10): 1837-1843
2. JAMA Intern Med 2018; 178(8): 1098-1103
3. Diabetes Care 2006; 29(9): 2140-2157
4. 糖尿病 2013; 56(7): 409-412

第2章

1. JAMA 2017; 317(24): 2515-2523
2. JAMA 2006; 295(14): 1681-1687
3. BMJ Open Diabetes Res Care 2021; 9(1):e001923
4. Cardiovasc Diabetol 2021; 20(1): 15
5. Diabetes Care 2010; 33(10): 2169-2174
6. J Gerontol A Biol Sci Med Sci 2015; 70(9): 1097-1104
7. Metabolism 2018; 81: 25-34
8. Diabetes Obes Metab 2017; 19(10): 1479-1484
9. J Diabetes Investing 2015; 6(3): 289-294
10. N Engl J Med 2013; 369(2): 145-154
11. Diabetes Care 2014; 37(10): 2822-2829
12. J Bone Miner Res 2016; 31(1): 40-51
13. 日本人の食事摂取基準（2020 年度版）page70: 図12
14. J Clin Endocrinol Metab 2009; 94(11): 4463-4471
15. J Diabetes Res 2017; 2017: 9634585
16. Diabetes Care 2018; 41(5): e76-e77
17. Ageing Res Rev 2017; 39: 46-58
18. JAMA Intern Med 2020; 180(11): 1491-1499
19. Cell 2014; 156(1-2):84-96
20. Nat Commun 2013; 4:1829
21. 国立健康・栄養研究所ホームページ（国民健康・栄養調査｜国立健康・栄養研究所（nibiohn.go.jp））（02.xlsx(live.com)）
22. Diabetes Care 2013: 36(11):3821-3842
23. Diabetes Care 2019; 42(5):731-754
24. Diabetology 2021; 2(2):51-64
25. Exerc Sport Sci Rev 2013; 41(3):169-173
26. Circulation 2011; 123: 2292-2333
27. JAMA 2015; 313(24): 2421-2422
28. EurHeart J 2013; 34: 1225-1232
29. Circulation 2002; 105(16): 1897-1903
30. Asia Pac J Clin Nutr 2011;20(2): 161-168
31. Diabetologia 2016; 59(3): 453-461
32. Diabet Med 1988; 5(1):13-21

第3 章

1. J Alzheimers Dis 2009; 16(4): 677-685
2. Nutr Rev 2010; 68(7): 375-388
3. Nutr Metab Cardiovasc 2004; 14(6): 373-394
4. Diabetes Care 1994; 17(5): 519-522
5. Diabetes Care 2019; 42(5): 731-754
6. JAMA 2014; 312(12): 1218-1226
7. Nutrients 2018; 10(8): 1080
8. JAMA 2014; 312(23): 2531-2541
9. J Clin Invest 2009; 119(5): 1322-1334
10. Obesity (Silver Spring) 2024; 32(1): 12-22
11. Obesity (Silver Spring) 2014; 22(6): 1415-1421

參考文獻

『「緩やかな糖質制限」ハンドブック』山田 悟(著)、日本医事新報社
『糖質制限の真実 日本人を救う革命的食事法ロカボのすべて』山田 悟(著)、幻冬舎新書
『北里大学北里研究所病院糖尿病センター長が教える 運動をしなくても血糖値がみるみる下がる食べ方大全』山田 悟(著)、文響社
『挫折しない 緩やかな糖質制限ダイエット』山田 悟(著)、法研

國家圖書館出版品預行編目資料

碳水化合物飲食法：只靠忍耐的限醣飲食無法長久持續......重要的不是「不吃」，而是「怎麼吃」！/ 山田悟著；盧宛瑜譯. -- 初版. -- 臺中市：晨星出版有限公司, 2025.06
面；　公分. --（知的!；235）
譯自：眠れなくなるほど面白い 図解 炭水化物の話

ISBN 978-626-420-096-7（平裝）

1.CST: 健康飲食 2.CST: 碳水化合物 3.CST: 健康法

411.3　　114003606

知的！235

碳水化合物飲食法：只靠忍耐的限醣飲食無法長久持續……重要的不是「不吃」，而是「怎麼吃」！

眠れなくなるほど面白い 図解 炭水化物の話

作者　山田悟
內文圖版　森田千秋（Q.design）
封面插畫　羽田創哉（アイル企画）
插畫　PIXTA、こかちよ
譯者　盧宛瑜
編輯　吳雨書
封面設計　ivy_design
美術設計　曾麗香

掃描QR code填回函，
成爲晨星網路書店會員，
即送「晨星網路書店Ecoupon優惠券」
一張，同時享有購書優惠。

創辦人　陳銘民
發行所　晨星出版有限公司
407台中市西屯區工業區30路1號1樓
TEL：（04）23595820　FAX：（04）23550581
http://star.morningstar.com.tw
行政院新聞局局版台業字第2500號
法律顧問　陳思成律師
初版　西元2025年6月15日　初版1刷

讀者服務專線　TEL：（02）23672044 /（04）23595819#212
讀者傳真專線　FAX：（02）23635741 /（04）23595493
讀者專用信箱　service @morningstar.com.tw
網路書店　http://www.morningstar.com.tw
郵政劃撥　15060393（知己圖書股份有限公司）

印刷　上好印刷股份有限公司

定價350元

ISBN 978-626-420-096-7